U0745543

# 中西医
## 价值认同与发展

主　编　　田书立

副主编　　李泳文　李慧英

全国百佳图书出版单位
中国中医药出版社
·北 京·

**图书在版编目（CIP）数据**

中西医价值认同与发展／田书立主编 . —北京：
中国中医药出版社，2021. 5

ISBN 978-7-5132-6752-6

Ⅰ . ①中… Ⅱ . ①田… Ⅲ . ①中西医结合-研究
Ⅳ . ①R2-031

中国版本图书馆 CIP 数据核字（2021）第 025894 号

---

**中国中医药出版社出版**

北京经济技术开发区科创十三街 31 号院二区 8 号楼
邮政编码 100176
传真 010 - 64405721
保定市中画美凯印刷有限公司印刷
各地新华书店经销

开本 710×1000 1/16 印张 11. 5 字数 159 千字
2021 年 5 月第 1 版 2021 年 5 月第 1 次印刷
书号 ISBN 978-7-5132-6752-6

定价 49. 00 元
网址 www. cptcm. com

社 长 热 线 010 - 64405720
购 书 热 线 010 - 89535836
维 权 打 假 010 - 64405753

微信服务号 zgzyycbs
微商城网址 https：//kdt. im/LIdUGr
官 方 微 博 http：//e. weibo. com/cptcm
天猫旗舰店网址 https：//zgzyycbs. tmall. com

# 《中西医价值认同与发展》编审组

# 编 委 会

主　编　田书立

副主编　李泳文　李慧英

编　委　刘玉珍　王凯娟　张晓宇

医学对于个人生活、科学研究及文化建设事业具有很强的社会价值和影响力，奉献给读者的这本书编写历时三年之久，主旨是帮助人们认知医学的思想和方法。期盼读者哪怕仅浏览书中黑体字及第五部分内容也能有所获益：

一、"以道观之"思维模式的培养，有助于对科学真知的把握。

二、增进对中西医的认知。

三、理性选择医疗模式和生活方式，进而促进健康及养老事业。

# 编 写 说 明

在中华 5000 多年文明发展史上，1840 年的鸦片战争，国人记忆犹新。它不仅是我国完全意义上封建社会的终止，也是我国近代史的开端。国人认识到技不如人，开始被动地向西方学习，西方物质文明与文化大量向我国传播。中西文明之争、中西医之争至今未息。

国门被打开后，怎样向西方学习呢？洋务派提出"中学为体、西学为用"。洋务运动的失败，一系列侵略战争的深入及我国在历次战争中的失败，使国人质疑"中学为体、西学为用"的正确性。1917 年，新文化运动提出民主和科学的要求。中华人民共和国成立以后，毛泽东提出文化建设的方针是建设民族的、科学的、大众的文化。在医学层面，我国极力重视和挖掘中医学瑰宝，但实践层面与指导思想上的背离依然存在，国医建设存在许多障碍。

改革开放后，振兴中医的呼声甚高，要求探明中医"黑箱论"的雄心壮志可圈可点，但中医院的阵地建设还很薄弱，有的医院根本没有中医诊室，有的中医院也不愿接纳中医院校毕业的学生。市场经济大潮及医改政策，受资本浸润的影响，医院追逐利润成为趋向，中医受到的冲击更大，中医西化现象严重。

长久以来，"协和""同济"都是当代响当当的字眼，因为它们代表了我国医学（当然是西医）的前沿。改革开放 40 多年来，中国文明不仅在世界上立足，而且强势发展，影响着资本主义主导的全球化进程。随着中国的崛起，西方以亨廷顿为代表的学者提出文明冲突论。在医学上，西方利益集团筹划着诋毁中医的阴谋，实质就是抵制中国文明对世界的影响，通过思想浸润，实现获取利益之目的。21世纪，随着"一带一路"的开辟，中华民族在复制着汉唐古丝绸之路的辉煌，走向复兴，全球性中医热、国学热趋势明显。在以西医为主体的医学体系背景下的我国医学界，科学与玄学、中医与西医争论日趋激烈。

早在20世纪20年代，余云岫等人公开主张废止中医，提出"废止旧医以扫除医事卫生之障碍案"。至20世纪50年代，卫生部门有领导排斥中医，推行"中医科学化"，但由于毛泽东主席的过问而被制止。一直以来，中医学的科学性受到质疑。2019年3月，网络上频繁出现方舟子《批中医讲座》，大批中医不科学，应该被抛弃。简录其主要观点：①中医比科学诞生早1000多年，说它不科学是很自然的事，说它科学才奇怪。②科学研究自然规律无国界，中国人不需要学习西方文化就可以学习西医，外国科学家不了解中国文化，不认可中医，因而中医属于文化范畴，而不是科学。③中医学与西医学不兼容，与现代科学体系不兼容，中医可以是哲学、玄学，但不是科学。④中医治疗的有效性是值得怀疑的，科学固然会有效，有效的却未必是科学的。⑤经验含有科学因素，但经验本身不是科学，中医理论也不是经验的积累。⑥中医很朴素的看法，已经被西医学证明基本上是错误的，例如，中医把心脏当成了思维器官，而且分担着人的精神活动等。

针对方舟子的言论，谈谈作者的看法。

其一，长久以来，中国有无科学一直都是争论的话题。吴国盛在《科学是什么？》一书中指出，科学有无是一个定义问题。美国科学史家库恩指出，科学家通常不会问"什么是科学"这样的问题。美籍科学哲学家费耶阿本德指出，在科学发展史上，科学与非科学的界线从来就是模糊不清的，如果执意要明确划定科学的界限，只有窒息科学的自由和创造精神。西方古希腊时期就有博物学及求真科学传统，到了现代以形式逻辑和数理实验为基础的求真科学发展到求力意志为特征的科学，这就是现代自然科学，也叫理性科学或现代科学。由于现代科学能够转化为技术，能提升国力军力，这就是到了现代，西方博物学被边缘化、以牛顿力学为代表的自然科学成为科学全部标准的根本原因。方舟子讲科学是近代产生的，这是不正确的。严格来讲，现代科学或现代自然科学是近代产生的。方先生从时段性上认识科学，说早于现代科学的中医是科学才奇怪，这是对科学历史的曲解。

其二，方先生讲科学无国界，而中医是有国界的，不了解中国文化就不能认可中医。事实上是这样吗？美国 Vanderbilt 大学分子生物医学专业博士后、加州大学洛杉矶分校（UCLA）医学研究院沈晓雄发文指出，中医的阴阳学说是一个风靡西医学界的科学概念。阴阳学说在西医学中的运用起始于 20 世纪 70 年代，美国 Goldberg ND 等在 1975 年提出了环磷酸腺苷（cAMP）与环磷酸鸟苷（cGMP）有拮抗作用，两者共同参与调节生物细胞，首次提出了细胞功能调节的"阴阳学说"假设。1986 年，美国 Marx JL 在《科学》杂志上发表了《细胞生长调控的阴和阳》一文，可以说这是阴阳学说首次在世界顶级科学刊物上被认可。2013 年 1 月，《科学》杂志的封面也以"炎症的阴阳"为背景来说明巨噬细胞在炎症中的调节作用。该太极图封面提高了全球医学界对阴阳学说的关注度。

据美国国立医学图书馆生物信息中心网统计，仅 2016 年以"阴阳"为关键词的医学英文论文已接近 1000 篇，正如瑞士 Cook S 在他的医学论文标题中所称的那样："阴阳：一个正在全世界风靡的中国概念。"《自然》杂志的免疫学分册在 2005 年第 4 期中，不仅以太极作为封面，而且在社论中指出"人体由无数的复杂元件之间相互作用而成，彼此需要互相和谐，才能维护其构成要件的动态平衡"，强调了和谐的本质就是内稳态的阴阳动态平衡。**哈佛大学教授 Aikawa M（阿马瓦伊·M）**也在医学杂志社论中提到阴阳时说："古代的哲学家们早已知道了健康的本质就是平衡，但其所代表的机理是复杂的，以至于数千年来，我们还一直在试图回答着同样的问题。"当西方生物医学家们了解到阴阳的深刻内涵后，他们意识到没有任何词汇能比阴阳言简意赅地来描述生物体内生命本质现象的基本特征。因此，阴阳学说就成了生物医学研究者的首选工具，特别是在医学综述和述评论文中常常引用阴阳学说。方先生罔顾现代科学现状，以及欧美、日本、韩国等地接受中医治疗、出现中医热的事实，说中医有国界从何谈起？

其三，方先生讲中医与西医学、现代科学体系不兼容，认为中医不是科学，可以是哲学、玄学或其他之类。笔者认为，严格来讲中医不是现代自然科学或不是现代科学，但不是现代科学不一定代表就是落后的或错误的。汤一介在《面对中西文化》一书中谈到，中西之争不能归为古今之争，即中国的不能归类是古代和落后的，西方的不代表一定是现代和先进的。科学传统在西方古希腊有之，中国也有之。

现代科学尤其是现代自然科学对现代社会的贡献功不可没，影响久远，公认度高，至今仍高歌猛进。同时，现代科学发展也遇到了不可逾越的障碍与挑战，比如看问题存在机械性，缺乏人文性，认为一切事物都是直线的、简单的，存在一一对应关系。实际上，人类面对着大量复杂的、模糊的、不确定的事物和现象，这就是复杂性科学、模糊数学及后现代主义哲学人文学兴起的根源，它们提出了超越现代性的要求。现代科学的方法把复杂性还原成简单性，整体还原为局部，宏观还原为微观，质还原为量的还原论的局限性越来越明显。医学上，西医学对于多因素、多器官、多系统、非传染性、代谢性疾病局限于对症治疗，对单一的常见病、多发病也是以控制症状为主。西医标准化治疗对于人体的伤害在增加，留下的隐患在增多。患者对药物依赖性增强，免疫机制在下降。这是为什么呢？这源于现代科学还原论方法的医疗模式。希腊哲学家亚里士多德早就说过，整体大于部分之和。说起西医学对生命的认识与研究方法，全国政协副主席韩启德先生坦言，西医学取得的进步，部分是碰运气让还原取得成功。

现代科学主义盛行，带来了对科学认知上的局限。牛顿认为所有事物都是可确定、可量化的，到了发现量子以后，科学家才认识到世界上真的还有大量不可确定的东西。西医追求精准，但离对精准的把握却越来越远（见《医学是什么?》）。当代著名化学家，1977 年诺贝尔化学奖获得者普利高津在《从混沌到有序》中说，原先按照实证科学所规定的"科学"内涵，应当给予重新审议，中国传统医学不应当被排除在"科学"之外。

科学是人类用实验证明方式认识世界的学问，是通过观察建立假说、验证假说、修改假说的理性思维。科学能够给我们提供一套确切明白的知识体系，而西方哲学家罗素宣言：全部人类知识都是不确定的、不精确的和片面的（《人类的知识》）。被誉为现代哲学之父的笛卡尔"怀疑一切，追求实证"的认识论，是对中世纪基督教神学禁锢的突破，它带来了自然科学的蓬勃发展。笛卡尔将他的思想体系比喻为一棵树，思想体系的根是形而上学，干是物理学，枝是各门科学包括医学、机械学和伦理学，枝的有用性在于结果。西方学者在评论科学与哲学的关系时说：科学是哲学的一个分支，医学是一个特殊分支。哲学是本，科学是末。哲学是体，科学是用。现代科学实用性高扬，科学至上，却忘记了科学之本。哲学使我们"像上帝那样去看"（罗素语），这就是

5

"以道观之"的哲学境界和智慧。面临生命现象的复杂性及对其认知上的困难，与中国文化根本精神相融的中医学总结出生命宇宙观。方先生说中医不是科学，更像是哲学，那么哲学对生命现象与疾病本质的把握与现代科学的认知相比，哪个更"科学"呢？

方先生说中医像是玄学，那么玄学是什么呢？从前，有位大学校友曾对时隔多年的老同学谈论说《易经》是玄学，不科学。老同学这样巧妙回答，我们母校的校训"厚德载物"就出自被称为玄学的《易经》。"在中国传统哲学整体直观的朴素方法论和谈玄说道的形而上之学中，包含着丰富的现代科学理论的'源泉'"（楼宇烈著《中国文化的根本精神》），科学与玄学之争至今没有定论。在我国追求科学精神的大、中、小学及科研机构，处处可见"天行健，君子以自强不息。地势坤，君子以厚德载物"。

**其四，方先生讲科学固然有效，但有效的未必都是科学的。** 现代科学在近现代之所以被高扬，在于科学能转化为技术，能提升国力军力，即在于科学的有用性、高效性，有效性成为科学性的必要条件，但有效性还不能成为科学性的充分条件，这适用于评价中医，同样也适用于评价科学和医学。方先生仿佛悟到了这一点，接着又把成为中医科学性的必要条件否决了，说中医治病的有效性是值得怀疑的。汉代时期瘟疫大流行，中医控制了瘟疫的传播，与中国版图相当的西欧靠的是占卜与迷信控制疾病。当今中医治疗传染性疾病、代谢性疾病等复杂性疾病的优势明显，世界出现中医热，这都是不争的事实。方先生说中医治疗疾病的有效性是值得怀疑的，这不荒唐吗？

**其五，方先生说经验含有科学因素，但经验本身不是科学。** 笔者认为，科学与医学的发展，在一定程度上，经验是科学与智慧的源泉。科学上从来都讲"失败是成功之母"，科学上的失败与教训不就是科学走向成功的经验吗？做什么工作，大家不都是倾向于找有经验的师傅吗？患者到西医院看病，不都是更愿意找有经验的大夫吗？因此，不能否定经验的科学地位与作用。方先生一方面否定经验本身是科学，一方面又讲中医理论也不是经验的积累。既然中医理论不是经验积累，还大讲经验本身不是科学又为哪般？

**其六，方先生讲，中医很朴素的看法已经被西医学证明基本上是错误的。**前面谈到，中医朴素直觉思维的方法包含着丰富的现代科学理论的源泉。直觉是智的直觉，是一种智慧，直觉即生活、境界。在此境界中，直觉思维能以一种直接、整体的方式领悟和体认周围一切的奥秘。20 世纪 50 年代，苏联专家帮助中国勘探石油资源，花了不少本钱，得出结论说中国不存在石油矿藏。地质学家李四光在从苏联回国的火车上，看到大庆附近延绵起伏的山脉地貌，根据地质知识与实践经验，推断大庆有油田。李四光的直观思维是智慧，是能力，也是科学研究和人类创造发明的基础。直觉思维作为一种心理现象，是直观与体悟的统一，不仅贯穿于日常生活中，而且也体现在科学研究中，直觉与灵感往往成为许多重大发展的先导。

科学家总是通过直觉建立假说，然后才有发明创造。著名物理学家马克斯·玻恩（Max Born，1882—1970，德国著名理论物理学家）认为，"实验物理的全部伟大发现都是来源于一些人的直觉"，"想象力比知识更重要，因为知识是有限的，而想象力概括着世界上的一切，推动着进步，并且是知识净化的源泉"。美国高能物理学家 F·卡普拉在《物理学之道：近代物理学与东方神秘主义之间的平衡关系》一书中谈到，我们过去总以为理性才是智慧，直觉好像不是智慧，但直觉恰恰也是一种智慧，也是认识世界的一种途径。

**方先生举例说，中医把心脏当成了思维器官，而且分担着人的精神**

活动。在我们日常生活与科学研究中，与人的思维和精神活动相关的术语，如心理、心绪、心情、内心、良心、心灵等都与心有联系。西医学认为，心脏是供应全身血液的器官，头脑是思维的器官，这是现代科学或者现代自然科学或者实证科学范围内的认识。从认识论或哲学的观点来看，世界上存在大量不能被认识的东西，科学所能确定的知识体系只是一部分。2016年1月17日，中国科协副主席、清华大学副校长、生命科学院院长施一公教授在"未来论坛"年会上发表题为"生命科学认知的极限"的演讲，指出生命有极限，对于大脑这样一个神秘器官我们也知之甚少，我们基本上可以说什么都不知道。他指出："科学发展到今天，我们看世界完全像盲人摸象一样，我们看到的世界是有形的，我们自己认为它是客观的世界。其实我们已知的物质的质量在宇宙中只占4%，其余95%的物质的存在形式是我们根本不知道的，我们叫它暗物质和暗能量。"施一公讲，世界上还有多少我们不知道的东西呢？有暗物质、暗能量、量子纠缠等。当代科技最前沿的发现：一是搅乱了哲学世界。既然宇宙中还有95%我们不知道的物质，那灵魂也可以存在。既然量子能纠缠，那第六感、特异功能也可以存在。二是坍塌了物理世界。量子纠缠的传导速度，至少4倍于光速。三是崩溃了内心世界。科技发展到今天，我们看到的世界，仅仅是整个世界的5%。这和1000年前人类不知道有空气，不知道有电场、磁场，不认识元素，以为天圆地方相比，我们的未知世界还要多得多，多得难以想象。世界如此未知，人类如此愚蠢，我们还有什么难以释怀？原子通过共价键形成分子，分子聚在一起形成分子聚集体，然后形成小的细胞器、细胞、组织、器官，最后形成一个整体。但是你会觉得，不管你怎样做研究，都无法解释人的意识，这超越了我们能说出和能感知的层面。

西医学也充分认识到现代大多数疾病都与人的情绪、心理有关。那么，心理的情绪是不是与"心"这个物质器官有关呢？正如意识已经超出了我们能说出和能感知的层面一样，至少目前我们还不能断然否定中医"心主神明"的观点。人体内的病有的易治好，有的不易治好，有的不治也会好（包括癌症在内），这都是有目共睹的，这是西医学无法解释的现象。西医无法解释的现象很多，如没有发现有癌症出现在心脏本身，大脑可以有癌症发生。面对西医学的观点，美国南佛罗里达大学健康科学研究中心的首席科学家威斯利教授向世界宣布，心脏的功能绝不仅仅是输送血液的生物机器。他通过实验发现，心脏分泌的激素对战胜疾病有着令人惊讶的作用，有可能揭开人体疾病自愈之谜。

威斯利挑选了 100 个志愿者，分别对他们处于各种情绪状态下的心脏激素分泌情况进行了跟踪、采集，发现人的情绪越高昂，心情越愉悦，人的心脏分泌的激素就越充沛。反之，人处在痛苦、担忧、抑郁等消极状态时，心脏几乎完全停止分泌这种物质。只有在身患重病时保持心情愉悦，积极求生的患者，心脏才有可能分泌救命的激素。当这种激素达到一定量的时候，才能杀灭体内的癌细胞或抑制它们的生长，从而达到不治自愈的生命奇迹！加州心脏数理研究院的科学家指出，在心中感受到爱、感恩和感谢，能够提升你的免疫系统，增加重要化学物质的产出，增加身体的活力，而且范围可以从你的身体延伸出去好几米远。**当美国《纽约时报》的记者在采访中盛赞威斯利的这项发现不同寻常时，谁也没想到，威斯利竟会情绪十分低落地说："西医鼻祖希波克拉底早在公元前 5 世纪就说过，并不是医生治愈了疾病，而是人体自身战胜了疾病。"**自古以来，人们就在使用着诸如"心病""心情""心绪""心爱"之类的词汇。中国古人以为心是思维器官，所以把思想的器官、感情等都说是心，故有"心之官则思，思则得之，不思则不得也"之说。美国加州心脏数理研究院等机构的研究成果，有助于深化对心脏功能的认识。**我们对于"心"的研究还远远不够，中医"心主神明"的观点不仅越来越被人们所认知，且在医疗实践中具有很强的说服力。中医学对于心的认识被认为是错误的，源于对科学认知的缺陷及缺乏对复杂性科学发展现状和趋势的把握。**

笔者之所以在开篇序言就针对方先生批中医 13 讲要点进行评说，在于以方先生为代表的一些人，在中西医之争、科学与玄学之争中，一直充当中国文化、中医学的批判者的角色，这对于发展医学与振兴中医影响大、危害深。当然，这些争论的正确与错误，由读者评判之。

帮助认识两种医学及其价值，探讨、分析我国医学发展模式及发展方向，是每一个中国人的历史责任。笔者提点看法，是想抛砖引玉，这与百家争鸣的学术自由精神相一致，也符合中医振兴、匹夫有责的民族精神。在实践层面，以西医为主体的医学在现实中遇到了越来越多的障碍与挑战。西医从最初确立的以不伤害人为底线，到如今患者对药物的依赖性愈来愈强，人体的自组织恢复能力在下降。患者到医院看病，如同产品进入了工厂流水线。即使有了明确的诊断，治疗方法及手段依然匮乏，不能从根本上解除患者痛苦。医疗资源分配的不公平，使我国医学沿着"用昂贵的治疗方法，治疗更少数疾病"的方向发展（韩启德院士语）。医疗成了获得利润的平台，成了资本和科技理性的工具。而治病救人、治病与治心的人文精神缺失，带来了医患关系紧张及医患矛盾，医学的异化现象很普遍。医学这个神圣的职业及医生这个有较强道德感的群体，时不时成了国人抨击的对象。

中医学无论在理论研究，还是实践操作层面，都存在不令人欢欣鼓舞之处。一方面中医研究的乱象多、困惑多，对中医的了解犹如雾里看花，也模糊了人们对中医的认识；另一方面受资本驱动，"利"驱动"技"，"技"浸润"道"，中医传统的诊疗理念与方法不再受到重视与运用。发展与振兴中医，步履维艰：①中医直观思维模式及阴阳五行理论不为一些人认知。认同西医看病的清晰性、精准性、科学性，"科学的头脑"把西医作为治病首选。②医疗改革后，医院被推向市场，中医院西化现象严重，中医院姓"中"的性质受到质疑。③1956年中医本科院校成立及1977年中医院校恢复招生至今，中医依然人才匮乏，"中医院校还能培养出合格的中医吗"（《现代教育报》2001年8月），"院校培养不出合格的中医"（《人民论坛》2016年12期，34页），这些现象引人忧虑忡忡。中医人才成熟慢，青年中医人才改行多，这种现象并没有引起足够重视。④中华人民共和国成立后，卫生事业领导层推行中医科学化的做法，由于毛泽东主席的过问而被制止，但毛泽东主席倡导的西医普遍学习中医的局面并没有贯彻下去、坚持下来，坚持下来的是中医学习西医的普遍性。⑤改革开放以来，振兴中医呼声很高，但由于基层管理上对中医认知上的偏差及中医院自身原因，中医的阵地和平台建设存在许多薄弱环节，中医院校毕业生在分配上一直就存在困难。⑥中医科学化、中西医结合、中医现代化的实践和理论研究所带来的是中医西化和中医被边缘化，这种现象在市场经济条件下趋于严重化。⑦在中西之争、科学与玄学之争、中西医之争中，中医受到质疑。这源于我国长久以来教育中存在着的重现代轻传统、重科技轻人文现象，带来对科学、现代性、现代化的误读，由此影响对中医的解读。在西学东渐的文明交融中，中医学的原创性和主体性在严重弱化。

习近平新时代中国特色社会主义思想蕴含着鲜明的中国传统文化的根本精神，还富有中医思想理念，这是笔者努力写作此书的灵感和思想动力。出版社的同志曾问起此书的读者群是什么？我们的回答是全国人民。由于中西医学在我国文化建设、科学教育、防病治病、保障和促进人民健康事业发展等治国方略中占据重要地位，且思想认识和理论研究争论和误区又多。因此，尽微薄之力，帮助澄清人们思想上的模糊认识，有助于评判中西医价值观，有助于掌握医学理论研究与实践运用的正确世界观与方法，有益于探讨我国医学发展模式与发展方向，并为此做出努力，这是本书的宗旨所在。笔者尽可能缩短篇幅，不想浪费读者宝贵的时间和精力，有的地方担心意犹未尽，不得不说。

中华济华国医馆妇科专家、养生学者、主任医师刘玉珍，郑州大学医学院教授王凯娟，河南省人民医院呼吸科主任医师、医学博士张晓宇等专家、学者参与了部分章节的编写工作，并提出了许多宝贵意见。河南省中医院主任医师李泳文为编写与审稿做了许多有益工作，河南中医药大学第一附属医院骨科主任医师李慧英对书稿进行了审定工作。编写本书是一件很有意义的事情，但由于编者学识水平有限，书中观点的学术性与临床实践性都很强，因而争论与不足之处在所难免，欢迎读者提出宝贵意见。

愿与您精诚切磋，砥砺前行！

本书编委会

2021 年 1 月

# 目　录
## contents

# 科学与医学

科学已经成为我们日常生活用语，成为我们的思维方式，是我们评判事物及其价值的标尺，也是我们实践操作上的指导方法。如何构建我国医学主体，怎样评判中西医的价值观及其诊疗体系，需要我们不仅要有科学的思维判断力，更要有科学性的真知。在日常用语中，在学术研究领域，在实践应用层面，我们最能认可的术语，恐怕就是"科学"一词了。如何理解科学、认识科学，在中国与西方、传统与现代、科技与人文之间寻求一个中性思维，还需要对我们日常接触到的科学一词有一个系统的分析。科学的真知，无疑会有助于评判中西方文化之间、中医与西医之间的争论，对于认识中西医价值观也会有帮助和启发。

## （一）科学的内涵

科学是什么？科学是国人耳熟能详的词汇。在国人心目中，科学自然是正确的代名词，科学就是好的东西，具有正面价值判断功能。教科书对"科学"的定位：文明的永恒、普适、唯一性，对一定物质条件下物质变化规律的总结，可以重复验证，可证伪，自身没有矛盾。1888年，达尔文给科学下定义："科学就是整理事实，从中发现规律，做出结论。"它是建立在实践基础之上，经过实践检验和严密逻辑论证，是反映客观事物的本质及运动规律的知识体系。从逻辑上看，科学理论自身能做到逻辑上的一

1

致性,自圆其说。从经验上看,科学理论是可以用实践或观察加以检验的预测,实际生活中有已被证实的预测等。

通常意义上,科学包含两个方面:一是自然科学;二是社会科学。自然科学是研究无机自然界和包括人的生物属性在内的有机自然界的各门科学的总称,它认识的对象是整个自然界,即自然界物质的类型、状态、属性及运动形式。近现代自然科学具有如下特征:它反映的是事物的自然性、客观性,具有清晰性、准确性、标准性。它主要运用理性演绎的思维方式,非此即彼,也可称之为技术科学。近现代自然科学是机械形而上学的世界观,以求力意志性为特征,勾画出世界图景的机械化、标准化、模式化,与理性实证演绎和思维相结合的科学标准和概念指的都是近现代自然科学,其方法论是还原论,把质还原为量、宏观还原为微观、整体还原为局部、复杂还原为简单,是实证科学。社会科学(social science)是关于社会事物的本质及其规律的系统科学,是以研究人类社会现象的模型科学。社会科学中系统性思维蕴含有主观性、社会性,它是以感性直观为主或感性和理性相结合的思维方式,具有复杂性、非线性、过程性的思维特质,既可以非此即彼,又认同亦此亦彼。社会科学尤其中国传统文化丰富的辩证法和人文精神蕴含着系统论的世界观和方法论,特点鲜明。

科学作为社会事业,涵盖两个方面,其价值判断也应该有两方面的内容。但是,在当今的日常用语中,主要用自然科学定位科学。指代性复杂的"science"一词在古希腊所代表的认知传统到了近现代成为自然科学的内涵,一方面与日本的不恰当翻译有关。日译把"science"一词译成科学,并没有切中"science"本义。自19世纪以来,指代性复杂的"science"进入了专业化、职业化时代,数、理、化、天、地、生各自独立发展。"science"在古希腊蕴含的认知传统、理性传统到了现代已经成为实用主义的技和艺。在现代科学意义上,科学重点指的是"艺"不是"道",是"用"不是"体",这样的科学观念只是西方科学的"末"而不是"本"。日本对"science"一词的翻译影响到我们对科学概念的认知。中国近现代缺乏西方语言的翻译人才，而日本引进西学较早，近现代中国人多数到日本留学，阅读日本文献相比英文要容易，中国大名鼎鼎的人物——梁启超、严复、康有为、王国维等大都采用日译名词。在中国文化结构中，文哲史、天地人都是不加区分又都根系一宗、相融共生的文化，因而，日本翻译家把近现代已经分科了的 science 一词（仅蕴含自然科学），翻译成了西方传统思想指代性复杂和众多的"科学"一词。另一方面，自然科学被定位于科学，由于其实用性被强调，即科学等同于科技，它一定能转化为技术力量，技术力量成为近现代提升军力、国力的强有力手段而不可被替代。直至今日，自然科学受到重视都是这种思维占主导。

1840 年鸦片战争后，救亡图存成为中华民族最为紧迫的任务，认识到船坚炮利是西方先进与富强的标志。1861 年，清政府中的开明势力开展了一场"洋务运动"。后来随着第二次鸦片战争、中日甲午战争及八国联军入侵中国等一系列战争的失败，国人认识到，在学习和引进西方军事技术过程中，只学习船坚炮利是不行的，还要学习西方的科学理论、科学方法及科学思维方式。中国是全方位的落后，要抛弃中国传统的人文及其思想体系。"中学为体、西学为用"受到质疑与批判，主张西体西用。中国传统文化价值体系被抛弃，而西方科学（指自然科学）及其技术成为中国人最易认同和接受的东西，西方现代科学的"用"转化为"体"，"器"也转化为"道"。国人倾向于把科学等同于科技，中国没有科学部只有科技部就能说明这一点。1977 年 5 月，我国哲学社会学科从中国科学院分离出来归入新成立的中国社会科学院，中国科学院的内涵就特指自然科学，科委和科协也都是与自然科学关联在一起。国人所接受和认知的多是自然科学思维模式，并以此来定位科学，是有深层次根本原因的。

改革开放后，国人迎来了"科学的春天"，追赶发达资本主义国家的科学技术，成为国人的迫切愿望。重视现代轻视传统，重科技轻人文，现代化也指的是科学技术现代化。在医学领域，就是重西医轻中医，用西医标准和模式看待中医，以西医解释中医，把中医纳入西医体系之中。这种思维主导着一些人中西医结合、实现中医现代化的理念与实践操作方法。中医是我们的原创，但"医学院"及"人民医院"的内涵是西医，这与我国文化建设与医学价值体系认同有关。改革开放以来，中医望、闻、问、切等传统诊断方式及"医乃仁术"的职业道德及社会理想等人文精神受到市场经济的严重冲击。

教育上重理轻文，认识上科学等同于科技，这是对科学全面性认识上的误区。恩格斯提出，熟知并非真知。西方哲学家尼采认为，科学是一种社会、历史和文化的人类活动。美国科学家库恩·费耶阿本德对现代科学的定义早就提出了质疑。《科学是什么》（吴国盛著）一书指出，实证科学（现代自然科学）不能代替科学全部。西方后现代主义指出了现代科学的局限性和片面性。科学思维影响到我们习惯性思维、学术研究、日常生活及治国理政，影响到我们的文化建设和科学教育事业，影响到我们的医学教育与发展方向，其影响力之大怎样表述都不为过。2016 年 11 月 11 日，习近平总书记在孙中山先生诞辰 150 周年纪念大会上指出，"我们现在所处的时代比历史上任何历史时期都更接近于实现中华民族的伟大复兴，比历史上任何历史时期都更有信心、有能力实现这个目标"。我国早已从鸦片战争及"文革"结束后国家面临的生存危机中走出来，我们现在所处的危机不是救亡，也不是图存，更不是启蒙，而是重塑与 21 世纪中华民族地位相适应的文化主体。科学是文化的重要组成部分，在医学领域，涉及我国医学主体发展模式与发展方向。加强对科学的全面性认知，极具现实意义。

## （二）西方科学

### 1. 希腊科学传统

苏格拉底始终把追求知识、追求真理作为最高的善，这种善在接近事实之中含有永恒的内涵。亚里士多德在《形而上学》中讲："求知是人类的本性。"亚里士多德的科学理想体现在两个方面：一是他开创的第一哲学，即形而上学；二是希腊人特有的"科学即数学"。柏拉图强调数学的非功利性，形成了演绎和推理的数学传统。毕达哥拉斯把"万物即数，数即万物"作为学派教义，强化了数即万物的本源而获得了内在的价值。**①数的理论影响到音乐：**音乐研究数之间的特定比例关系，以及这些比例之中蕴含的规律和宇宙论的含义，声音和谐是数学的本质。**②数的理论影响到希腊天文学：**根据直觉，人们相信天是一个有形的圆顶，大地及人类生活于这个圆的中心，就有了天球与地球的概念，形成了两球模型的宇宙论。希腊天文学应用几何学，用球面层叠的方式解释行星的运动。

**2. 近现代科学**

在西方科学发展史上，希腊哲学与博物学是相对应的科学传统。到了近代，希腊哲学求真传统让位于求力意志为特征的近现代科学，以牛顿力学为代表的自然科学由于实用性和高效性，博物学被严重边缘化。现代科学沿袭了希腊哲学追求知识确定性的认知传统，以形式逻辑和数理实验为基础，构织出一幅机械化、数学化、公式化的世界图景。为之解读的普适性、唯一性、不自相矛盾、重复实验性、标准化、规范化、模式化等确定性知识体系成为科学性的标准，且固化为我们的思维模式，已深刻影响着我们的认知。

**近现代科学是希腊科学的传承，成为我们眼中的科学概念。近现代科学一是能够转化为技术，二是大量使用数学。如果说希腊科学是理性科学，那么近现代科学就是数理实验科学。**在尼采看来，现代人的本质在于总是渴望实现自己选择的生活方式，这种渴望就是意志，这就是意志自由。近现代科学建立在人类与自然崭新的关系上，自由也由理性自由转变为意志自由，征服自然的理想最终落到实验科学之中。以笛卡尔为代表的机械形而上学指导下的西医，运用物理学、化学等科学取得的成就用于人体解剖学，人体血液循环的发现是早期实验生物学成就。显微镜的发明，细胞学说的建立，微生物学、生理学取得的成果，奠定了实验生理学显赫地位。**实验室科学使人类在征服自然、控制自然的过程中发现了无数自然规律，也给科学增添了一颗"无情"之心，一切都是机械的、生硬的、客**

观的。这种科学在处理物理、化学现象及简单事物时取得的成果是丰硕的，拿它用于处理人与自然的关系，处理人与人之间的关系，用于生命现象的研究，构成医学的简单性及机械性特征。

### 3. 现代科学图景

在现代，世界被图景化、对象化，这是求力意志为特征的现代科学对世界现象的描绘，它表现为以下几个方面。

第一，数学化。现代科学创始人将事物的性质划分为两个方面，一是客观的、真实的；二是主观的、依从人的感觉与直观。自然科学及世界图景的数学化已经成为我们科学研究及日常生活接受与认同的宇宙观，成为我们工作和生活的方法，也潜移默化地影响着社会的管理。数学化成为数字化、符号化，将世界上多种多样的质还原为单一的量，消除了事物之间质的差异性及多样性，这在西医学的诊治中体现出来。

第二，时空化。牛顿在《自然哲学的数学提纲》中说："绝对的空间，就其本性而言，是与外界任何事物无关而永远是相同的和不动的。"时间常常与空间一起出现，作为世界图景的基本框架，数学化与时空联系在一起。现代时空概念基本特征是单向线性，把时间理解成单线流逝的线性过程。这种认识，对于研究物理、化学现象、生物现象及非复杂性事物方面很有价值。从哲学的观点看，时空也是相对的，人类对其认知还很有限，西医生命科学观的实验性还在路上与医学立论的思想体系相关。

第三，机械化。理性科学把整个宇宙看作一个机器的机械类比，把机械类比的思想贯彻到人体，身体就是精致的机器。"我们知道人的技巧可以做出各式各样的自动机，即自己动作的机器，用的只是几个零件，与动物身上的大量骨骼、肌肉、神经、动脉、静脉等相比，实在很少很少，所以，我们把这个身体看成神造的机器，安排得十分巧妙，做出的动作十分惊人，人所能发明的任何机器都不能与它相比"（笛卡尔著《谈谈方法》，王太庆译，商务印书馆2000年出版，44页）。机械化的世界图景，要求以力学的方法进行处理。力学的基本范畴，其特点表现为一是外在化，二是还原论。

所谓外在化，一是指人与世界相互外在；二是指自然界物体之间相互外在。力学还原论不仅体现在自然科学领域，还体现在社会运作过程中，也用于人体生命现象如西医学的研究等。西医学遇到的困境及受到质疑的现象，与这种生命价值观和方法论相关。

评述：西方科学在古希腊时期是求真科学，它以追求确定性知识为目标。近现代科学以求力意志为特点，以形而上学为指导，以数理实验为基础，讲究一切事物、现象及处理方法的可操作性，由服从理性自由转为征服自然、求力意志的自由。通过数学化、时间化、空间化等手段，形成了世界图景的机械化。物是机械的，人也是机械的、力学的、化学的。有人说，西医学是"物道"的医学，正是从这个意义上讲的。

## （三）中国科学

中国人对自然事物的研究，善于记事，对事物分门别类，主要采取志或史的方法。中国经、史、子、集四部文献均有自然志的丰富内容，以天学、地学、农学、医学四大学科为代表。天、地、农、医为主干的中国传统知识，有其固有的系统性，有博大精深的科学知识传统，蕴含有深厚的人文精神及辩证思维智慧，对于探究中国科学传统及构建中国主体文化体系具有很强的理论价值及现实意义。

在中国文明中，知识固然重要，但更重要的是道德、品行，并非把追求知识的确定性作为目的。与西方人按契约原则办事不同，中国人讲诚信，即内心的善。中国人讲究变化，讲究因时因地因人制宜。医学上，中医的五运六气、三因制宜病因病机学说及"司外揣内"的方法论，是哲学的智慧，是求真科学的精髓，是中国文化的精神，它体现在以下几个方面：

### 1. 生命观

前面谈到，中国传统文化体现的是天、地、人的天人关系思想体系，中国天文学家眼中的天是一个有意义、有情感的人格化存在，地上的植物与资源也具有浓郁的人文理念。西方理解一棵树的意义，如活着的树可以保水保湿，供人乘凉，砍下做家具，树木本身没有意义。中国传统认为，自然不仅是被征服的对象，也是人格化的、有意义的存在，中国文化赋予万物丰富的人文内涵。《道德经》说"上善若水"，水的品德总是往下流，滋润万物，从不居功，从不要求回报。水能包容万物，随器赋形，水又坚韧不拔，以柔克刚。《道德经》中"自然"的意思是"自己如此"，道法自然是中国文化的根本精神。"道法自然"，就是强调尊重事物的本然状态。中国科学文化不是把天地万物看作冷冰冰的东西，只有认为它们具有生命价值，对自然才有敬畏之心。我们讲的合情、合理，已成为国人看问题、办事情的思维习惯。美国军事学家托马斯·菲利普斯在给英译版的《孙子兵法》所写的序中，比较了西方兵圣克劳塞维茨的《战争论》与中国兵圣孙武的《孙子兵法》思想。他讲西方追求理想主义、完美主义，在战争中，最终解决问题是消灭敌人有生力量，不仅是消灭敌人的物质力量，还包括摧毁敌人的精神力量，战争一定要达到完美、理想的结局。但是，孙子讲，攻心为上，战争的最高境界是不战而屈人之兵，不一定要把敌人消灭光。托马斯－菲利普斯很赞赏中国人这种思维方式，因为它合情、自然、合理，自然就是本来状态。

与中国人文精神相联系，中医生命观重视人体功能的恢复，强调人体精神状态对于治愈疾病、恢复功能的意义，践行的就是道法自然的自然之道，也是科学之道。中医学秉持天人感应的生命宇宙观，讲的就是人与自然界密切互动关系。天人相应是说，天（自然规律）和人（人体运行）是互相适应、互为反映、互为映照的。在诊治疾病与预防疾病时，注重自然环境对于健康与疾病的关系及其影响。中医认为"有诸内者必形诸外"，由此寻求治病养生之道。面对由人与环境相互影响、相互制约形成的生命小宇宙复杂系统，中医更适于把复杂性当作系统来处理，这就是阴阳系统状态模型，具有超越现代科学的思维理念。

**2. 整体观**

整体观具有连续性、立体性和系统化的特点，这已引起现代科学的重视。即分别是纵的时间层面把事物视为一个延续的发展过程,从横的空间层面把诸种事物内在因素视为一个庞大网络,从纵横两面对事物进行层次和结构的整体把握。中医学主张人自身整体性和外环境的统一性,讲究生活环境和生活方式对生命健康的重要性,与中国文化相融的中医学"三因制宜"思维就是整体观,是系统论思想。它表现为人与自然的统一,人体生命现象与社会、自然之间相互依存,人体各个组成部分之间不可分割,功能上相互协调,病理上相互影响。中医学运用中国文化尤其哲学上的阴阳属性反映对立统一,用五行生克理念反映整体相关性,重视人体生命现象的整体性及其疾病本源的关联性。在对疾病的把握上,从宏观的角度归结其为系统状态模型的不平衡不和谐状态,不局限于局部结构及微观处。西方科学还原论不是不考虑整体性,但问题是经过无数次分解、还原,一个个部分、层次弄清楚后,整合的面貌并不是部分的简单相加,因为它简化掉了产生复杂性的非线性关系,整体不是等于部分之和,而是大于部分之和。这正如贝塔朗菲(1901—1972,奥地利著名分子生物学家)所说,当对生命中各个分子都了解清楚时,对生物的整体图像反而模糊了。当前,中国文化整体观的根本精神,引领系统性科学的发展。

**3. 直观思维**

长久以来,西方实证科学流行,以致科学主义成为时髦,理性至上及逻辑推理成为普遍有效和唯一科学的思维方法。反观中国文化,其思维传统是直观的,常被认为是不科学的,因为它模糊含混、不清晰、不规范。自然科学概念运用于一切领域包括医学,理所当然地成为正面评判价值标准和唯一尺度,这就是科学性,这就是理性标准。实际上,直观思维是对事物直接的感受,也是比较普遍的。生活中遇到的大量事物一开始都需要通过感性来把握,这就是直觉。从思维发展来看,直观思维是直觉、体悟、判断为一体的把握事物及本质的方式。直观思维具有直观性,又有实践体悟性。直观思维,不仅是我们日常思维的生活方式,也是科学研究及人类创造发明的基础,感觉与判断力是一种智慧与能力。

评述：中国古代多讲"天人合一""知行合一"，这种求统一、求和谐的思想，缺乏细致分析。汤一介谈到：有人认为元气论接近量子场论，《周易》中有二进位的电子计算机原理等，但是元气论并没有发展成近代科学，原因是元气论是一个没有经过分疏的总体观，传统哲学没有建立起系统论和逻辑分析理论观（见《面对中西文化》一书，5~6页）。中国传统思想中，人们对事物的观察和认识往往是总体性的，没有进行分门别类的具体科学研究。按照恩格斯观点，现代科学需要经过形而上学机械论阶段。"元气论"接近于"量子场论""相对论"，中国传统思维方式接近于近现代科学，但这只是一种形式上的接近。直观思维有其缺陷性，在于不规范、不清晰、不精准等，缺乏数学化精准性特质。但是，我们不能由此说直观思维不科学。

直观思维蕴含的模糊性，有很强的理论价值与实践意义。它不仅得到了西方学者的高度评价，也有很强的现实意义。美国学者约翰·希里格斯在其与英国学者合著的《混沌七鉴——来自易学的永恒智慧》一书中说，混沌的科学思想源于研究人员对于气象学、电路、湍流等复杂物理系统的研究。《易经》的作者和注疏者曾长期深入思考自然界和人类活动中的秩序和无序间的关系，他们最终将这种关系称为"太极"。当代世界的社会状况类似于物理系统中的非平衡状态，混沌科学会帮助我们理解所发生的一切。与中国传统文化相融共生、根系一源的中医学对人体生命现象和疾病的认识是一种独特智慧，源于生命现象的复杂性及精准、模式、规范认知的困难性。中国自古就有与西方不同的文化传统，在求真方面具有与西方不同的认知内涵，这就是善于在确定性与不确定性、有限性与无限性、清晰性与模糊性、绝对性与相对性之间寻求一种中性思维度。一方面追求知识，另一方面，也是更重要的方面，就是通晓人道。西方现代主义遇到困惑，希望从中国文化科学传统中寻求智慧之源，是有其深刻根源的。善于从中国文化科学传统中吸取营养，把握思想和方法，基本的和主要的表现为以下两个方面：

第一，人文精神。

与单纯征服自然的求力意志及理性自由相比，中国文化赋予自然界生命的意义，是工具理性与目的人文的统一。"上善若水"的思维方式，注重的是看待水对人类的意义及"君子不器"的品质。中国文化把天地万物看作有生命、有生机、与人相融共生的组成部分，中医生命宇宙观体现出"人道"医学特性就是这个道理。力学自然观是实验室走出来的科学，认为一切都是客观的、数学的、机械的，一切变得数字化、简单化。现代科学变得无生命、无生机意识，人体生命现象和疾病成为被消除了质的多样性的纯数学存在，这是西医学的科学特性。

第二，辩证思维。

中国文化表现出浓郁的辩证法思想，不仅认为事物之间联系的整体性，还认为事物处于运动变化和发展过程中。与西方理性科学思维非此即彼，此是彼非不同，中国直观思维是亦此亦彼，此中有彼，彼中有此，此可以变为彼，彼可以变成此，因而科学、真理都是相对的。中国文化倡导自然合理及和谐理念是辩证思维的表现，因为自然的才是合理的，也才是科学的。中医注重功能的恢复是自然的、合理的，也是科学的。现代科学给我们提供一套确切明白的知识体系，具有实用性。而实际上，任何知识都是不确定的。罗素认为，人类追求确定性是不可能的，人类永远处在探索哲学问题的永恒的过程之中。即便相联系的事例足够多，而且或然性可以几乎接近必然性，但也只能无限制地接近，都永远不能达到必然性。对医学的过度依赖，源于对医学的科学性高度认知，认为检查的精准，治疗上又无所不能。对医学科学性的认知，对疾病与健康关系的把握，进而通晓养生之道，需要转换科学思维方法。

## （四）中西医科学特性

### 1. 医学生命观

生物学界认为，在自然选择作用下，自然界存在的生物与生物之间、生物与环境之间的协同关系是生物进化的关键因素，这种协同就是和谐共生的关系，人体生命现象由环境决定。人类在漫长的生存发展和进化过程中，始终受到自然环境的影响，人体的组织器官及其功能也处于不断的进化过程中。在这种过程中，人体生理系统具有与之相适应的能力。同时，也具有与自然环境不相适应的一面，人体就会出现疾病，有疾病就存在与自然环境之间的斗争，在长期的斗争实践中形成了一系列有益的经验和方法。在与自然界及社会环境和谐相处的对立统一关系中，人们对人的生命现象的认识，涉及健康与疾病关系问题。疾病与健康是一对矛盾，人类为了健康，就要努力减少疾病，在与自然界、社会因素的相处中保持一种和谐自然状态。一旦生病，就要与之进行斗争。斗争的方式有多种，主要有自然相处和人工干预，人工干预就是医学。人类开展对疾病的斗争产生的医学有许多种，在世界上有影响力的医学主要分为两大类：一是中医，一是西医。

《易经·系辞上·第十二》说："形而上者谓之道，形而下者谓之器。"**形而上与形而下是两种不同的科学体系，也是两种不同的研究方法。**形而下的科学研究的方向着眼于某一事物的某一个侧面。西医看到的人，也是人的有机体，但西医的视野把活的整体的人归结到组织器官水平、细胞水平、分子水平上，力求在最细微的层次上研究机体结构和功能。西医的分析方法把人拆成零件，然后分头研究构成整体的各个部分。集自然、社会、心理为一体的人被肢解为分子、细胞水平后，存在着人的整体性被简化了的现象。这样从微观看宏观、从局部看整体、从简单看复杂、从量看质，以此看待人体生命现象及疾病发生发展的本质和规律性，就有缺失的部分。医学看是精准，却离对疾病的精准把握较远，就是这个道理。

近些年来，西医运用最新的基因组学方法，试图即刻查明包括感冒在内的基因组表现形态。疾病是人体自身生存环境及自组织系统遭到侵袭和破坏的结果，人体表现出的症状及化验检查给出的病名，可以清楚明白地告诉你，身体内出现了不和谐及不平衡状态。与疾病进行斗争，改变这种不和谐及不平衡状态，是患者就医的目的。医院运用各种技术手段及方法对疾病进行干预，患者症状解除及检查指标正常，表明医学治疗成功，是疾病治愈的标准，也是西医治病的特点及表现形式。根据有用性和有效性标准，这种治疗方法当然具有科学性。**对于疾病症状及疾病之名的认识，涉及生命价值观。西医生命科学观从微观入手检查、诊断和治疗疾病，着眼于人体的局部，这就是西医所说的病灶。**西医的检查及化验指标成为检验疾病治愈与否的事实依据，有时疾病症状解除了，检查指标也正常了，但人的"精、气、神"并没有恢复，这是因为体内环境并没有达到和谐平衡状态，还不是完全意义上恢复了健康，与践行大健康理念与目标还有距离。生命健康不能过度依赖医疗，就是从这个层面认识的。

**医学面对的人具有自然属性、社会属性，是具有心理、精神因素整体状态的人。中医将病人一系列不适症状归之于证型，这种定性方法就不是局限于症状。**中医从人体内部的整体组织性与外界的统一性，从人的社会性与精神性的相互关系上把握人体生命现象，源于中医认为生命是一个复杂的有机整体，人体病理现象与生命现象不是单纯的线性关系，不是简单的一一对应关系。中医学以活的整体的人为中心而展开，通过望、闻、问、切获取的自然流露于外的机体反应状态，是中医学的证候，以证候为研究对象而形成的医学理论，是中医的本质属性，是"形而上之道"的思想体系。

中医被称为"打不开的黑箱"是生命宇宙观，把人体作为一个整体，并与自然界、社会联系起来，研究的是生命过程中自然流露的机体反应状态。《素问·五运行大论》讲"夫候之所始，道之所生"。"候"就是机体反应状态，"道"就是生理病理规律及治病方法。中医生命宇宙观认为，所有的病都是现象，本质上是个人身体内出现了各种不和谐、不平衡，医生努力的方向是去帮助调整这些不和谐、不平衡状态。中医治愈病体现在生命体机能上的和谐平衡状态，称之为"阴平阳秘"。不仅是疾病症状的解除，还表现在人的精气神的恢复与生活属性、功能属性的正常化，这就是中医学的标准。与明白、确切的科学知识体系相比，中医学不具备现代自然科学的体系特点，中医被认为不科学。对此，中华医学会会长、中国工程院院士钟南山认为，世界上所有疾病都是假象，所有的病都只是个名，但我们不知道它实际是什么。但现在医疗模式被过于强调，让我们对医生和医院过于依赖，这是非常不正常、不健康的。（2018年1月9日，钟南山院士在首届粤港澳大湾区卫生与健康合作大会上的讲话）。人到一定年龄，身体机能就会逐渐出现下降趋势。人生步入老年，生理指标就会偏离正常值，这个自然规律是医学无法改变的。大量实践证明，人体内部不同程度地存在着癌细胞，但有癌细胞不一定是癌症，与癌有关的基因也不一定得癌，也不应该将某些生理现象作为病理现象，强行或过度干预并不一定会对人体健康有利，但西医学面临的困境及表现出来的问题，恰恰就在于过度干预，这是生命科学观的认知层次。对此，樊代明院士强调说要纠正的错误观点是：一有病就要治，二认为病都是治好的。

人类在漫长的进化与发展进程中，不断受到自然环境、社会因素及精神因素的影响与侵袭，同时，也促进了人类的自然性选择。生病也使人体生命器官始终存在于不断的进化之中，很多疾病可以依靠机体的自然力修复。人体生理系统本身具有适应力，有时不需要医疗干预就能自行修复，这就是人体长期进化过程中形成和具有的抵御疾病的自愈力。医学也只是顺应天道，帮助与提高人体自愈能力。由于人体体质之间的差异性，其自愈能力也不相同，有时差异很大。人体的疾病，有的一治就好，有的治不好，有的不治也会好。西医学不可谓不发达，为什么人体的自愈能力会下降呢？这与现在用药等医学的过度干预有关。美国医学会指出，医生的责任不仅仅在于开药方，还在于给患者提出指导性的生活方式。人体感冒90%以上是由病毒引起的，但医生及其病人都习惯于使用有抗菌作用的抗生素。美国医学会提出要求，医生不可以随便给病人使用抗生素，除非疾病是由细菌引起的。医生不能遵守这个规定，将会受到被吊销行医资格的处罚。医患关系出现的问题，一部分源于病人及其家属对于医学期望值过高，过度依赖医疗，认为付了钱就能治好病，这种等价交换概念在医学界很管用，这是对医学认识上的严重误区。

人体免疫系统涉及细胞组织及其器官的相互作用，而用药也无法取代人体内与生俱来的具有防御和修复双重功能的免疫系统。治愈疾病是通过自然力实现的，而自然力是通过生命力产生出来的，所以医生的治疗就是有助于促进机体自愈的能力。2004 年《英国医学杂志》提出了一项研究成果，在最常见的 60 种疾病中，最佳办法是不予治疗。如前列腺癌手术切除弊大利小，乳腺癌手术存活时间不比保守疗法长。因而有人提出，对某些病的治疗价值需要进行重新评估。适当用药（有时也不需要用药）同时，注重病人改变饮食习惯及生活方式，调整好心态，注意调养等辅助性支持，以此来提高人类健康，谋求自然力与人工干预的平衡。医学的人工自然向生态自然转变，在治病过程中，限制干预范围，改变攻击性、破坏性的医疗观念，提倡建设性、自然性的治疗理念。生态自然是在人工自然基础上，复归天然自然的过程。人体生命是一个复杂、无序、难以准确预知的有机整体，是混沌理论架构。医学应该以混沌理论及理念认识人体生命现象，进而认识与治疗疾病，让医学理论及治疗方法回归于本真的状态。

已经有研究表明，人类进入 21 世纪，70%～80% 的人有不同程度的心理及精神性疾病，而精神疗法及安慰剂效应已经成为人体疾病治愈和康复的一个重要手段，也是自然医学派及医学活力派坚持的观点，与中医"百病生于气"的理念相一致。美国著名学者莉萨·兰金（Lisa Rankin）医学博士写了一本很畅销的书，书名为《安慰剂效应——TED 临床医生亲身实践的非药物疗愈法》，她是线上健康社群"OwningPink. com"和"LissaRankin. com"网站的创办人。她热衷于探索人们生病的因素是什么的话题，深入研究医生可以通过怎样的方式来为病人提供更好的照顾，同时病人如何更好地自我照料。她在谈到安慰剂效应时谈到以下观点：一是通过结合积极的信念和医护人员的悉心照料，心理作用能够改变身体的生理状态；二是通过选择生活方式，心理是如何改变身体的生理机能的；三是她创造一个全新的健康模型，这种模型就是她开具的治疗心理及精神性疾病的处方，这个处方包括彻底的自我关爱和自我疗愈的六个步骤。她并未奢望能够说服所有的医生，只是希望他们能够倾听她的观点，并以此希望医生们能够扩展自己的思维方式，帮助医生们净化过去的想法，释放关于健康和医学的那些过时的观念，并一起去探索人类生命现象的奥秘及疾病本质，这是认识医学生命观的视野。

随着科学的发展，对人体生命现象本质的揭示在逐步增多而趋于全面，这就是复杂性科学对人体生命现象、生物系统、天地人等复杂系统的认知。**我国著名科学家钱学森在 20 世纪 80 年代就指出，西医起源和发展于科学技术的分析时代……人体科学一定要有系统观，而这就是中医的观点，中医理论包含了许多系统论的思想。中医与西医两种不同的科学体系，在近现代文化和科学研究中占据大部分内容，影响到对科学的认知和思维方式，进而影响医疗模式、生活方式和健康养老事业，这是今天我们极力关注和重视两种医学价值及其关系的根本所在。**

**2. 西医科学性**

（1）试验性

**基础理论来源于实验归纳**。它以生物物理和生物化学的方法，通过实验了解各个局部的生理功能及其病理反应。通过预先规划设定的物理或化学实验，以取得预想的药物。经过临床试验作用于人体并取得一定效果，产生一种新药，对全部实验结果进行归纳，形成西医的基础性理论，这种理论很直观，不仅可以重复，也可以还原。动物身上具有的生理、病理、药理反应构成医学生理学、病理学、药理学的理论基础，在此基础上，形成西医的诊断学和治疗学。解剖学对人体内部的组织、结构看得见、摸得着，对人体内骨髓、血管、神经、肌肉组织及器官了如指掌。在尸体及动物身上进行的生理、病理、药理实验最终还要在人身上进行检验，为药物治疗的有效性及有效性的程度下最终定论。

（2）精准性

**医学解剖分析方法把人拆成部分，然后分头研究各个器官、组织乃至**

细胞、染色体、基因的结构、生理和病理特点。现代科学技术为西医所利用，如显微镜、X 线，声学、光学、物理学、化学等的最新成果越来越多、越来越普遍地运用于西医的实验、诊断和治疗。对人体生理和病理现象的把握相对地越来越细、越来越精准，趋势越来越明显。西医从微观领域入手来探讨和认识人体生命现象及疾病，这种研究方法及其特点具有独到之处，有助于对疾病结构形态及相应功能属性的清晰性、准确性、确定性及量的把握。西医对于单一因素疾病比如传染病、某些单基因缺陷疾病等疗效显著。对病毒、细菌等微生物病源，经过科学研究，做出微观的定性、血清学、病原学、毒力学搞清楚后，做出疫苗或抗生素，如对于传染性疾病能够很快控制住，对于伤口感染、肺部感染等高死亡率的情况也能够用抗生素控制。这种有效率高得惊人，往往是 99% 以上的成功。天花等重大疾病被消灭，这是西医学的巨大成就。正是在传染病方面的巨大成功，使西医占据了中国医学的主导地位。

西医追求精准度，使得它的学术分科越来越细，对疾病的诊断与治疗也提出了新的更高的要求。病人到医院一定要进行检查、化验，而且不止在一个科室，也不止进行一种检查，有时需要反复检查。西医这种实证科学的诊疗特点具有现代自然科学所追求的精准特质。人类对人自身及其事物的认识需要在不确定性中把握确定性，在混沌中把握精准和清晰。而且全面的认识、把握功能需要认识结构，把握宏观需要认识微观，把握整体需要认识局部，把握动态需要认识静态，这是以西医学为代表的现代科学的价值所在，也是值得称道的。人们对西医治病上的高效与精准价值认知度较高。

（3）求力意志性

西医是现代科学求力意志的表现形式。通过研制药物或手术使人体病理得到改变，这就是西医给予人体一种作用力。西医治疗疾病也是为了增进人体免疫机制，从而提高人体自组织的恢复力。西医在发展过程中，西药群体性治疗方案及手术疗法在解决疾病痛苦、改善症状方面确实会有立竿见影的效果。西医在研究及临床上，对人体疾病的病理进行干预，通过设计操作的目标和手段，探寻病情发生、发展的规律性，从中寻找共性与标准性的治疗方法。求力意志是西医认识与控制疾病的特点，这种特点在认识事物及认识人体生命现象方面具有普遍性，表现为认识与控制疾病能力的提高、技术手段的进步。**西方科学从基督教神学的束缚下解放出来，求真科学让位于求力意志为特点的现代科学。**

评述：自然科学表现出的求力意志性是现代性科学的表现形态，它在近现代具有无与伦比的影响力、支配力。在人类历史上，自然科学对于社会进步做出了影响长久的贡献，功不可没。自然科学在中国也具有深厚的影响力，已固化为中国人的思维习惯，成为一种思维定式。求力意志性归之为理性科学范畴，特征表现为数学化、化学化、力学机械化。医学作为求力科学的分支和重要组成部分，在认识与控制疾病方面的求力意志性在不断增强，体现在止血、急救、接骨、解救孕妇临产、诊断腹内疾病等方面，满意度较高。

(4) 与现代科技相融

西医学随着现代科学技术而产生，又随着现代科学技术的发展，研究方法在科技进步中不断改进。仪器设备的更新，化验、诊断技术的提高，治疗手段的增强，都是西医技术提高的标志，是医学技术先进性的标尺，也是现代科学技术不断进步的表现形式。西医学在现代科学的推动下不断取得新的成果，西医学在某种程度上代表着现代科学技术的进步状况。物理学、化学、生物学、声学、光学、影像学、激光等技术不断运用于西医的诊断与治疗之中，其现代性有目共睹。正是在这个意义上，世界各国为了促进和提高医疗水平，不惜斥巨资不断运用现代科技，不断为患者研究和运用新型药物和治疗手段。《华尔街日报》2017年12月14日网站报道，中美逐鹿"精准医学"，谁能更快破译国民基因密码？科学家希望能识别出致病的基因突变或基因异常，集中破解基因密码，然后根据每个人的基因蓝图定制药物，加深对疾病的了解，从而发力挺进"精准医学"的前沿。医学科技化，是西医科学性体现。

（5）群体化治疗方法

西医通过实验、循证研究，探寻人体生理、病理现象及药理作用，进而把握诊病治病规律性，形成了标准化、模式化、规范化等共性的内容。仪器检查到局部生病的细胞，生化检验出化学化的数学指标，医学结合患者主诉及表现出的症状，将其归之为某一类性质的疾病，并为之命名。为疾病定性命名具有规范性、普适性标准，治疗上相应也表现为模式化，形成了系统性强的医学模型，体现为群体化治疗方法。按照西方哲学观点，对事物与现象能够认识取之为名，不能相识取之为相，以便再识，在医学上，就是留待观察。不能为疾病定性命名，就无法采取治疗。因而，西医的难点体现在诊断方面，一旦诊断清楚，相对应的主要就是群体模式的治疗方法。西医诊断与治疗的模式化，依赖于现代自然科学技术的精细化、标准化、规范化，这就是医学的科技化。有时医学等同于科技，就是从这方面认识的。

不同体质类型的人，由于个人免疫力、耐受性、过敏性、环境因素、生活习惯等不同的原因，完全科学化的群体治疗方法表露出的问题在于，对于某些差异性大的部分群体，是在医学规范标准之内或是之外，难以得出明确性结论，有时针对不同病人，很难对治疗价值进行评估就是这个道理，如对于"三高"疾病、某些癌症患者等。医学治疗中有的效果差，有的人用药后易出现过激反应，有的副作用明显等，这些都是群体化治疗带来的不良现象。某些疾病对于不同的患者，也不像医学推断的那样严重。由于个体的差异性，病人可以与癌细胞共存，有的癌症患者存活时间长、存活率高，有的疾病不治或者通过保健、养生就能自愈，就是这个道理。研究证明，吸烟与喝酒对健康不利，但对于有的人负面影响就不明显，这源于：一方面健康与致病之因，并非存在直线、单线、简单的一一对应关系；另一方面在于个体之间的差异性。按照哲学观点，共性只能大致包括个性，任何个性不能完全被包括在共性之中。群体化治疗对于差异性大的体质存在偏差，群体治疗模式表现的弊端，其原因就在于此。另一方面，个性也离不开共性，个性表现着共性。共性体现的是事物类的性质，如果说个性指的具体物质及现象，那么共性则是共同本质，共性具有普遍性，也有绝对性的一面。从细胞、染色体、基因等细微处研究人体病理结构形态，由于抽象掉了精神、心理等功能状态因素，因而，医学研究出的共性有普世价值，群体化治疗的标准化和模型化，体现出一定科学性特质。

### 3. 中医科学性

（1）智慧之源

中医学认为，疾病与健康不是孤立存在的，它们与自然环境、社会因素等相互关联，具有动态性、过程性和辩证性。在中医观念中没有具体病的概念，中医被称为过程性医学就是这个道理。这个过程性医学还表现在，治病与防病、康复、生活密切相关，防病、治病、康复、生活之间又相互作用、相互影响。一方面，医学治病的立足点和落脚点在于患者康复后生活功能正常状态力求最大化，治疗要服从和服务于这个目标。治病过程中注重与患者沟通、倾听患者感受。另一方面，医生也不仅体现在治病上，从价值观和方法论上引导患者对治病模式的选择，有责任和义务向求诊者传授健康理念及健康生活方式、养生之术，帮助患者向健康最好的方向上发展。中医学认为，最好的医生是自己，医生的作用就是引导患者，这也是"上工治未病"的中医价值观所在。总之，**其一医生要成为求诊者的挚友、老师，其二患者对健康要有科学的认知。生命健康不仅是无病，还要"知其道者，法于阴阳，和于术数""饮食有节，起居有常""虚邪贼风，避之有时，恬淡虚无"等，保持"阴平阳秘"的精神状态。这些观点集中体现在"道法自然""形与神俱"的生命宇宙观**。中医学的智慧体现在：

**其一，中医是哲学**。哲学是什么？哲学是境界之学、智慧之学，从有限把握无限。中医的哲学观从现象认识本质，形成了"有诸内，必形诸外""候之所生，道之所生"的认识论，"司外揣内"的方法论，践行的是"治病必求于本"的生命宇宙观。

**其二，中医与文化相融。**中医的根本精神蕴含着治国理世之道，良医良相理念及上医治国、中医治人、下医治病的内涵，在于"物一理也，通其意无所不可"（苏东坡语）。中医治病就是救人，也是治国，治国也是治人。因而，中医被称为是"人道"医学。

**其三，中医具有艺术性。**中南海御医胡纬勤讲，中医是一门伟大的艺术，具有通天的手眼。基于生命健康的复杂性，中医运用系统状态模型如表里、寒热、虚实、阴阳及"升降出入，无器不有"的认知来把握，这种"大道至简"的思想智慧和方法论，具有很强的欣赏与品味价值，是中医艺术性的体现，需要灵性和感悟来把握。中医的艺术性还表现在"有病不治，常得中医"（《汉书·艺文志》），"不服药为中医"（清代学者钱大昭注释语），"治心病以'广大'二字为药，治身病要以'不药'二字为药"（曾国藩语）。中医治病的艺术性真谛在于"上工治未病""药补不如食补""食补不如神补"及"是药三分毒"，能不用药就不用的道法自然理念。现代西方自然医学派提出，能不动手术尽量不动，能不吃药尽量不吃，要调动自身的修复能力，也是这个道理。

**其四，生命宇宙观与大健康理念。**生命不是造物主创造出来的，是天地之和气而生。维持生命力和健康，就要"因和而生"，运用"中"的理念调整不平衡、不中正，使不平和臻于和谐平衡的功能状态。中医治病以固本达到"阴平阳秘"状态为己任，以恢复和保持生命功能正常状态最大化为目标，这些是中医核心价值观和思维方式。在方法论上，就是"和于术数"，具体表现在"饮食有节，起居有常，不妄作劳……"（《素问·上古天真论》），达到"真气存之，精神内守"。自然界春生、夏长、秋收、冬藏的自然规律及天要下雨、地震前兆中，动物出现的异常举动现象，是求力意志、征服和改造自然的现代科学不能逆转和改变的。中医"道法自然"理念与西医鼻祖希波克拉底关于"是人体自身战胜了疾病"的观点有通融之处。西医学发展进入误区，在一定程度上突破了"以不伤害人为底线"

的医学理念，有悖医学立论初衷。《抱朴子》中的一句话有助于认识中医智慧，即"非长生难也，闻道难也。非闻道难也，行之难也。非行之难也，终之难也"。这句话意思是说，**不是养生艰难，要懂得养生之道艰难。不是说听到养生的道理很难，而是正确的践行艰难。也不是按照道理去做很难，难的是能够坚持到底**。从中，我们能够认识和感悟到中医文明博大精深，奥妙无穷。中医思想理论和方法，对于把握生命健康，对于把握治病之道、养生之术，对于治国理世都具有深刻的启示价值。中医的智慧对于医学发展模式、医改政策、养老保险事业等具有很强的理论价值及实践意义。

（2）功能属性

医学的主要目的是治病，治病为了健康，健康是为了美好的生活。随着生活质量提高，人们防病、治病的理念意识进一步增强。医学之理之法之术，都应该立足于和服务于生活、健康、长寿的理念、原则和目的。这就要求医学治病能不用药就不用，能不手术就不手术，尽量做到不伤害人。治疗中损伤人体生理机能和免疫机制要达到最小化，实现恢复正常功能属性状态最大化。按照中医的理念就是要固本，表现在精气神及生活功能状态属性的恢复上。中医"治病必求于本"的思想理念及"以药之性纠体之偏"的方法论，追求的就是患者生理功能属性正常化的目标，这与生命现象的本质相一致，也符合生活要求及大健康目标。中医学是人道的医学，就是从这方面来认识的。中医的中药、针灸疗法及正骨理念等，践行的就是保障和恢复人体功能属性的原则，这是医学价值所在。中医的生命力，源于人道医学价值观。国家强调坚持中西医并重，不仅是对中医价值的高度认同，也是践行生命大健康理念和目标现实需要的理性选择。总之，解读中医的价值性、生命力与科学性，在于医学的出发点和落脚点是病人的生活属性、功能属性。

（3）成熟性

中医学与中国文化相融通，既是技术，又是文化。长久以来，我们对中国文化、中医学的"体"和"道"认识肤浅，把握得也不到位，就容易形成糊涂认识和错误概念。理性科学占据了我们的思维，这是长久以来文化及教育上的缺失造成的。2017 年 12 月 11 日，中国生物技术网刊载一篇文章《科学你慢慢学，中医我先治病去了》，作者系清华大学生物学本科、美国匹兹堡大学医学院药理学博士、康奈尔大学博士后的谭亚娣。文中讲，中医是等待科学不断挖掘的宝库，"科学"对中医的认知会不断刷新，中医昨天和今天能有效地治好某些病，科学明天才能明白过来，为什么？他指出，判断医学的标准不是科学不科学，而是治病救人的有效性和安全性。美国有 44 个州允许中医针灸医师执业，欧洲在法律上也认可中医和针灸。全世界都在不断探究中医治病有效性的奥秘，杰出的中医都有不少神奇的治病疗疾的故事，疗效稳定。中医能够解决多因素、多器官、多系统复杂性疾病，理论清晰，也经得起时间检验，具有满意的疗效，这是中医生命力所在，也是认识中医科学性的实践标准。在世界医学发展史上，多个国家和民族形成了有自己特色的医学，中医学是特色医学的一种表现形式，且具有旺盛的生命力，表现在中医治病的有效性及治病除本的神奇上，这是中医的科学性而远非其他因素所能展示并让人信服的真实性存在。中医思想体系及方法应用的长期性、固定化，并非一定是落后的，恰恰从一个侧面证明中医学是成熟的医学，这种成熟性表现为稳定性和有效性。

(4) 系统性

中国求真科学具有与希腊科学不同的传统，表现在医学上，就是阴阳的对立统一学说及五行生克理论，成为人体物质与功能的概括，也是人体系统状态模型。中医看待人体生命现象向来是把整体与局部、宏观与微观、复杂性与简单性结合起来，一方面强调人是一个有机统一的整体，另一方面，注重人与自然相互影响，天人感应观是中国文化在中医学中的应用和表现形式。这种整体性医学，蕴含有系统论的思想精髓。中医关注整体层次上的人在做什么，产生什么效应，发挥什么作用？研究的对象是人整体层次上的反应状态及其运动。**按照西方哲学家亚里士多德的观点及系统论关于"整体大于部分之和"的论断，系统性是现代科学发展的生命力，这也是对中医生命宇宙观的价值认同。**实证西医学在临床中会遇到不少令人生疑的现象。一方面，许多个学科医生都说病人跟自己的科室无关，医生对病人说："你这个不是我的。"因为，所有的化验及检查都不支持本学科的标准和规范。病人说："那我是谁的？"另一方面，又会出现这样的现象，各科医生看一样的病，都从自己这个角度用药，虽然每一个角度都是对的，可是加在一个病人身上，肝肾等代谢器官就受不了了。**循证医学形成的扇理论、绳理论、柱理论等思想体系，带来的是头痛治头、脚痛医脚的方法论，且对疾病的治疗特性在于控制症状上。**这些现象需要医学深思思维方法的转换。

（5）精神性

中医学对于人的把握，用现代系统科学的方式表达：第一，人是一个复杂的、有保持和恢复自稳能力的系统；第二，人的神明及理性在于人的精神性、思想性、文化性，这与形而上的科学人文精神相一致，也更能体现人的理性特征。人是自然的人，也是社会的人，是具有精神情态、心理属性的人。现代强调医生不应该只是开药的，要注重与患者的沟通，培养人文关怀理念。关心与热爱、同情与交流，应该纳入医生治病的思维理念之中。人类社会的进步，人类精神性疾病、心理疾病愈来愈多，疾病的康复与人的精神状态息息相关，这不仅是医学的观点，也是科学研究成果。中医着眼于物质的运动状态，注重人的精神性，而机器和物品不具有这样的特性，医学人文是医学的发展方向。

（6）个性化治疗方法

**哲学讲，共性只能大致包括个性，任何个性不能完全被包括在共性之中。**因而，个性化治疗方法与群体化治疗方法相比，对于患者个体具有更高的适宜度和更强的针对性。因而，个体化诊疗方法科学性程度更高。中医讲三因制宜、辨证论治的方法论，体现的是个体化治疗方法。个体化治疗，一方面会增加诊病、治病的难度，需要医生对每个患者按照三因制宜的思维，从头开始，一一进行诊断并为之个性化处方。另一方面，也增加了总结系统性治病成果的难度。有些接受中医高等教育的医学生到了临床后，由于没有足够的积淀，缺乏对中医的深刻感悟，很难践行"大道至简"的智慧，针对不同个体疾病，不容易拿出个体化治疗方法。毛泽东在《实践论》中讲，感觉到了的东西，我们不能立刻理解它，只有理解了的东西才能更深刻地感觉它（《毛泽东选集》第一卷，286 页，2009 年 11 月版）。中国文化"由博返约""厚积薄发"的根本精神，对中医教育和医疗实践具有很强的昭示作用和启示价值，中医工作者会感同身受。个体化治疗方法，需要深厚的智慧，才能形成看似简单的方法。在以西医为主体的医学氛围中，初学者临床上往往多是采用西医群体化治疗方法。

### 4. 中西医之间的关系

中西医都是人类研究生命现象、寻求健康、防病治病的生命观和方法论。**中医生命宇宙观把生命作为小宇宙来看待，这是人的整体观念。并且认为，小宇宙受到大宇宙的影响，是大宇宙的部分，这就是天人相应理念。有什么样的宇宙观，就有什么样的方法论。与中国文化相融，中医学将生命小宇宙变化的本质及规律性归纳为阴阳的对立统一及五行生克制约整体相关性，且认为生命具有心理、精神等不同于大宇宙的人文特性。疾病的发生，是人体机能协调平衡受到侵袭招致破坏的结果。**中医着眼于调节人体精气神臻于和谐平衡状态，"阴平阳秘"是治病理念与目标。由于人是自然界的一部分，与自然界根系一源，因而中医运用自然界动植物、矿物质治疗疾病是自然的、合理的。中医治病的方法论就是利用自然界物质的阴阳属性，治疗疾病的阴阳盛衰现象，这就是"以药之性纠体之偏"之道。中医将自然界事物统归为阴阳两性，运用阴阳属性的互补性及五行生克关系，以药之性纠体内疾病功能状态的虚与实、寒与热等阴阳盛衰现象，是中医的科学之道。这个道不是"以物观之"的物道，不是"形而下之器"的认知，是"以道观之"的人道，是"形而上之道"的认知。长久以来，西方科学对中国文化的冲击，在医学上表现为西医实证学对中医学认知的影响，由此带来对与科技共融的西医学是科学的认知。医学的科学技术浸润着医道，这个道是"以物观之"。

现代西医学的生命科学观，循证研究事物，研究方法犹如蒙面摸象的耳、鼻、腿等，总结出扇理论、绳理论与柱理论等思想体系。运用现代科技仪器等手段，循证研究，增强了人们认识生病细胞及病灶的清晰性、精准性，对于把握病情结构和微观提供帮助，也是疾病命名的依据之一。这种手段不仅具有质的确定性，也有对量的把握的精准性，对于把握生命健康功能状态的传统医学来说是一个全新的视野。由于生命的动态性、疾病的过程性，即生病的细胞及病灶不一定是"原"和"本"。有时症状解除了，但人体机能并没有得到很好的恢复，患者感受不同。时常出现人体亚健康状态，甚至患者很痛苦，但仪器化验检查指标都正常，这就是西医的困惑和局限。西方哲学中，有名与相的理念，遇物相识即启用名以便记忆，遇状态不识即述为相，以便再识。万事万物千姿百态，皆有名和相与之对应。西医是"形而下之器"的生命科学观，以实为基，循时而动进行研究和模拟，利用现代科学手段寻求微观处及局部病理依据和化验的客观指标，检查不到生病的细胞及病灶就不能确诊，也无法用药，再不能确定就用排除法，按图索骥逐一排查，到最后谁都不是，仍是待查，无法用药。这是为什么呢？西医仅从症状与化验检查上难以确定疾病本性，看到的都是一些现象。病人出现的症状是疾病的表现形式，而根本性的是体内环境及机能出现了问题。

**现代科学的数学化、物理化、化学化、生物化，形成了机械化的科学形态，由于缺少人文精神，因而与医学不能等同。** 西医的诊断方法对于中医诊断提供辅助和参考，有人称之为中医诊断的延伸，是有益的。问题是，现在有些中医学习者，学习了西医的诊断技术以后，被仪器检查结果牵着鼻子走，受仪器支配，选药用药局限于中药的化学成分及药理作用，淡忘了中医生命宇宙观理念，从而模糊了中医"以药之性纠体之偏"的治病方法论。这是中医西化，以西医解释中医的根源，也是西医不易认识中医的原因。中西医之间的关系在于生命宇宙观的差异，根本的在于认知层次境界上的差异。这种认知差异就是"形而上之道"与"形而下之器"的差异。按照笛卡尔对自己思想体系的整体性认知，哲学是"根"，科学是"枝"。因而，作为哲学的中医是"本"，现代科学的西医是"末"。与生命观认知的差异相对应，是中西医治病和维持健康方法论上的差异。西医是现代科学的写照，有其科学性和合理性。中医理念抽象而深刻，文化底蕴不深的"科学"头脑对中医宇宙观的把握困难程度高，极易受现代实证科学干扰，出现思维上的断裂与混乱。这是造成学生专业思想不牢固、青年中医改行多、名中医成熟慢的根源，也是认知中医的困难所在。现代科技手段对于中医把握疾病的质与量提供有益帮助，但不能由此主导中医思维模式。西医诊断及化学成分、药理作用分析不能支配中医"以药之性纠体之偏"的"道"的理念。否则，就不符合中医生命宇宙观之本。运用中医之道把握西医之术，需要智慧与方法。把握生命健康，寻求治病之道之法，需要更广阔的视野及科学的真知，需要"大道至简"的智慧。中西医的差异，是思维模式的差异，是不同民族特性的表现，根本的是文化上的差异，文化的根本是人文精神。

## （五）中西医层次、范畴、境界上的差异

中医生命观认为，生命体是自然的，与自然界相融共生，这才有了生命宇宙观理念。与中国文化根本精神相一致，中医学从宏观的视野，从自然属性角度，看待生命现象，这种自然属性最根本的就是功能属性，功能属性服从于人的生活属性。西医学从神学的束缚中解放出来，直到青霉素发明之后，才扭转了对大多数疾病无能为力的状况。但随后的实践证明，抗生素在治疗疾病的同时，对人体代谢系统与器官造成损伤，又破坏了人体正常免疫机制，长久用药又会产生耐药性，带来医药及诊疗技术不断被更新的现象，这种过程没有完结。对此，科学思维解读是科学技术不断进

步的表现，这是生命科学观的认知，也是"以道观之"的"形而下之器"的思维框架。从"以道观之"及"形而上之道"的角度，可以将此现象解读为医学的不成熟性及医学实验还在路上之表现。中西医的差异根本在于如下几个方面。

## 1. 在层次上

在世界上，自然性与化学性是对立的，化学性的求力意志性是对自然属性的干预和破坏。中医学认同生命现象的自然属性，这种自然属性表现在：人与自然界相互依存，又相互影响。在人与自然发生关系的过程中，形成了人的自然，强调自然界对生命现象的影响。同时人造的自然具有生命的价值，自然界的动植物与人的生命健康具有类同的内涵，生命的自然属性本质表现为生活属性。运用自然界动植物治疗人体疾病，以"药之性纠体之偏"之道，是自然之道，也是科学之道。化学药物及农业现代化中存在的化肥、农药、激素、添加剂对健康的危害及争论不休的转基因食品都是对自然之道的背离，也是对人的生命自然属性的背离，由此产生了食品安全的隐患。西医学把生命体作为化学现象来对待，通过化学成分与药理作用认知疾病，这是微观的认知层次，轻视整体机能状况，这是一叶障目现象，是头疼治头、脚疼医脚方法论的根源。化学性的诊疗手段对生命健康的生活属性、功能属性关注不足，有时会产生破坏性，由此造成有害治疗与过度治疗现象。求力意志的西医学运用力学的、化学的技术手段诊治疾病，与生命体自然属性之道是对立的，这是造成有害治疗的根源。化学性不仅突破了"以不伤害人为底线"的立论理念，也远离了生活属性与健康目标，这就是离疾病近、离病人远的现象。

## 2. 在范畴上

西医生命科学观把生命看作一台运转的机器，这是现代科学研究物的特性的表现。患者到医院诊病犹如产品进入了生产流水线，所有的化验检查都是数学化的量的指标，重视数学化的量，轻视体质差异性的质。实际上，数学化的量和差异性的质密不可分，单纯数学化的量对于差异性大的人来说存在不精准现象，这是技术化的医疗带来的弊端。科学技术不等于医学就是这个道理。医学的人文性不仅注重人的差异性，更重视生命体的精神性。医学的作用在于帮助实现与增强人体战胜疾病的自然力和自愈力，其方法是可以用药，也可以不用药，健康的生活方式及良好的生活习惯就会有助于治愈疾病。从这个角度看，医生的作用不仅是用药，还应该成为患者生活上的导师，强化医疗的预防、保健、诊断、治疗与康复的一体化功能体系，而西医学侧重于诊断与治疗。科学追求清晰、明白、确定的知识体系，注重数学化的量，带来医学标准化、规范化、模式化的诊疗理念。

中医生命宇宙观认为，生命的价值在于人文，这与中国文化的根本精神相一致。中医学坚持因人、因时、因地制宜，治病求因、辨证论治的方法论，源于对生命体的人文性及所处环境的差异性的认知。人是一个具有思想性、精神性特质的生命体，人的七情六欲对身体健康具有重要影响。同时，精神性也是战胜疾病的自然力。《易经》"以道观之"的哲学思维运用于生命现象的研究，形成的医学是人道的医学。疾病与健康是一个矛盾的对立统一体，中医的阴阳属性及对立统一学说中，非阴即阳，非阳即阴，即非此即彼。同时，阴中有阳，阳中有阴，即亦此亦彼。面对生命现象的复杂性及认知上的困难，中医学形成了疾病就是"阴阳失调"及健康就是"阴平阳秘"的状态模型。在治病方法上，调节疾病上的不和谐不平衡状态趋于正常化，表现为精气神的恢复及生活功能的正常，从而达到治病求本的目的，治病方法论和救人目的性趋于一致性，是自然的也是合理的，更是科学的，这是人道的中医学内涵。这种医学就不是离现代科学近离医学远，而是医学应有的本性。

### 3. 在境界上

生命的自然属性还表现在人的整体性上，生命体质健康，则能少生病或不生病。生命体质差，各种病都可能会发生。中医生命宇宙观从宏观的视野看待生命现象，把人放在大宇宙中来认识，形成了生命小宇宙的理念，这个小宇宙受大宇宙的影响。人体疾病表现出的症状与人的整体机能相关，这就是中医的整体观念。疾病不是局部的而是整体的，疾病的标与本、现象与本质、原因与结果、结构形态与功能状况、微观与宏观、量与质等都是相关而存在，相对立又统一，这是文化的也是人道的思维模式，是系统性中医学生命力所在。

西医生命科学观从微观局部研究生命现象，针对的是生命的细胞及局部病灶。德国物理学家鲁道夫 - 菲尔绍（Rudolf Virchow 1821—1902）讲，没有全身性的疾病，只有生命的细胞，只要能找到改变细胞或基因的物质和方法，就能治愈疾病。对此，韩启德院士评述道，根据《英国医学杂志》制定的标准，即使经过临床流行病学和统计学得到循证结果，也或只是群体性概率，运用到每个病人的时候，究竟是否在这个概率之内呢？最后还得靠医生经验来补充并作出诊断。西医学即使发展到现在，临床决策依然无法完全依赖现代科学的实证和量化分析，仍然需要传统医学的整体观和经验性方法。美籍奥地利人、理论生物学家路德维希 - 冯 - 贝塔郎菲（1901—1972）认识到，当他对生命中各分子都了解清楚时，对生物的整体面貌反而模糊了。临床实践中，西药及相关技术可以使局部症状得到有效缓解而对整体性实质的改变没有多大效果，对药物的依赖源于控制症状。生命科学观把整体还原为局部、宏观还原为微观、功能状态还原为结构形态、差异性的质还原为无差异性的数学化的量，由此定性标准与规范，这就是医学的科学性，是西医学生命科学观的特性。韩启德先生说人体具有很大的不确定性，我们能不能实现精准医学呢？这仍是一个理论问题，从传统医学到现在，医生看病从来都是追求精准，精准程度也在不断提高，但是离真正精准距离还很远，还看不到能够解决的办法。

## （六）中医不被认同为科学的原因

长久以来，国人形成了这样一种思维，只有实证理性科学才是科学的，因为它是清晰的、准确的和规范的。中国有无科学？这是今天仍在争论的话题。西方科学是理性科学，是希腊以来一直贯穿西方文明发展史的知识形态。在古代是数学、哲学，在中世纪是神学，在近现代是现代科学。西方语境中，希腊理性传统与现代数理实验框架是理解现代科学的基础。有学者认为，科学划界，本质上是一个理论与观念之间的逻辑关系问题。而库恩（Thomas Kuhn，美国科学史家，1922—1996）在研究中发现，实际发生的科学理论的更替并不是由理论与观念之间的逻辑关系决定的，而是由科学家共同体决定的。科学家通常不会问"什么是科学"这样的问题，因为一旦经过艰苦的训练进入了科学共同体，科学家已经就许多信念达成了共识。如果你非要问什么是科学不可，库恩的答案很简单：科学家们所做的事情就是科学。库恩之后，费耶阿本德（Paul Feyerabend，奥裔美籍科学家、哲学家，1924—1994）主张，没有什么科学方法论，他认为科学划界是一个无聊的问题。在科学发展史上，科学与非科学的界限从来就是模糊不清的，这个界限随着历史的变迁而变迁。楼宇烈著的《中国文化的根本精神》一书谈到，在中国，科学曾是一些人手中的幌子，其实很多人也没弄懂什么是不科学。

**1. 中医学在西学东渐的文明交融中遭到冲击**

西方文化从古希腊开始注重数学，近现代注重数理实验，欧洲诞生的以牛顿力学为代表的自然科学知识类型居于统治地位。它为什么会如此可靠、如此权威和成功，在于它能带来生产力的巨大发展，西方自然科学成为一个绝对正确、普遍适用、可当作尚方宝剑的标准。**如果你要区别科学与常识，你可以强调科学的精确性和逻辑连贯性；如果你要区别科学与宗教，你可以强调科学的怀疑与批判精神；如果你要区别科学与人文，就强调科学的数学和实验特质。科学内部出现问题，就大讲科学的规范，等等。**在医学领域，医学理论思维方式及诊疗方法、技术是否科学，也是参照西医标准、模式及规范，据理力争，平息纷争，或重建共识。西医评判中医，中西医结合存在的一些模式及认识，中医现代化存在的片面性及废医存药现象等，都是自然科学思维模式主导的结果。

　　我国学者在不同场合多次强调，如果按西方科学及西医学标准评判，中国的一切及中医学就一无是处了。与西方现代科学单纯求力意志及世界图景的数学化、模式化相比，中国人的思维方式及求真科学描绘的世界图景如系统性状态模型，更能深刻、准确地把握生命科学的内涵及其意义。西方后现代哲学及复杂性科学提出的整体观、系统论，医学界产生的自然医学派，都不约而同地从中国文化、中医学中吸取智慧和营养。中医宇宙观认为，病不是局部的而是整体的、不是静止的而是动态的、非结构形态是功能状态的不和谐不平衡，这就是过程性医学。生命健康出现了不适症状，中医把其归之为系统性状态证型，寻求病因，三因制宜、辨证论治寻求治病方法。中医学与西医学是两种不同的科学体系，这与历史文化传统相关，也与现代自然科学的发展水平相关，都有其独特的科学价值。单纯地、固化地偏执一隅，评头论足，或经验地、主观地夸夸其谈精准与规范，都不是科学态度，或者说缺乏对科学真知的把握。

　　华夏文明有五千多年的历史，在世世代代文明的延续过程中，中医学对华夏文明的贡献功不可没。东汉时期也出现了像古罗马一样的瘟疫流行，医家张仲景也有家人被瘟疫夺走了生命。张仲景"勤求古训，博采众方"，研制出了不少行之有效的方剂，有不少方剂及治疗方法在我国1957年流感大流行及2003年非典肆虐时还在用，并取得了相当好的效果。2003年非典时期，钟南山院士指导的广州呼吸病研究所总计治疗88例。纯西药治疗17例，死亡9例，死亡率53％。后来请广州中医药大学五名中医介入治疗71例，死亡1例，死亡率是1.4％。中医泰斗邓铁涛指导下的广州中医药大学附院中西结合治疗73例，全部治愈，无感染、无后遗症。从中我们可以看到，中医治病控制疫情的有效性及有效程度之高。4月17日，当时卫生部派专家组检查广州疫情时，疫情已得到根本控制。当年4月26日，北京疫情还没有得到有效控制。北京已感染非典988例，当时，邓铁涛老先生给中央领导写信，建议应该充分发挥中医作用，抗击非典。邓老的建议得到了中央领导的重视并被采纳。后来，北京小汤山医院采用中西医结合一共治愈 672 名非典患者，8 人死亡，治愈率 98.8%，1383 名医务工作者无一人受感染，被世界称为医学奇迹。世界卫生组织对当年非典死亡统计，全球 32 个国家和地区报告 8400 多例非典患者，全球死亡率 11%，中国大陆 7%，广东 3.8%，广州 3.6%。中医及中西医结合治疗非典效果显著，中医发挥的作用功不可没，得到世界共识。需要指出的是，当年我国抗击非典除广东省外，中医施展作用的空间还是有限的。

2020 年全国抗击新冠肺炎，武汉湖北及全国各地自始至终全面运用中医全方位参与治疗，取得了惊人效果。3 月 23 日下午，国务院新闻办公室在武汉举行的发布会上，介绍了中医药防治新冠肺炎的重要作用。在全国新冠肺炎确诊病例中，有 74187 人使用了中医药，占 91.5%，其中湖北省有 61449 人使用了中医药，占 90.6%。临床疗效证明中医药总有效率达到 90% 以上。中医药在本次抗击新冠肺炎疫情中的作用表现在：一是能治愈轻症，缓解症状。二是能有效减少轻症、普通型向重型发展。三是能提高重症和危重症治愈率，降低死亡率。四是能有力促进恢复期人群机体康复。正如中国工程院院士、天津中医药大学校长张伯礼所言，医学抗击冠状病毒没有特效药，中医作为其中一个选项控制疫情取得了特效。对于危重病患者，中医作为辅助性治疗，有时却对治愈疾病起到决定性作用。中西医并重抗击病毒取得的成功效果，震惊了世界。主导与引领世界医学发展的西方医学界惊奇中国控制疫情的智慧与经验，全球疫情蔓延的严重形势，吸引世界目光向中国学习抗击疫情的医学模式及方法措施。中医治病及抗击病毒特效神奇的影响力在扩大。

过去，中医学发展受到冲击及影响，与西方文化的冲击分不开。楼宇烈在对 21 世纪中国文化建构的思考中谈到，与亚洲东方所有国家一样，20 世纪中国文化走的是一条以接纳西方文化为主的道路。西方人用坚船利炮打开了中国的门户，一些先进的中国人看到了中国封建制度的腐朽没落，重新审视中国传统文化在结构上"重道轻器"的缺陷，如魏源提出要学习西方器物文化。当时，洋务运动并没有完全认同西方的文化，他们秉承中国哲学"体""用"思想，将中国"治统"和"道统"归之于体，把西方科技器物文化归之为用，即"中体西用"（《劝学篇·外篇·设学第三》）。洋务运动的失败，促使部分人对传统文化的否定和批判，有人公开批评"中体西用"在逻辑上和实践上的谬误。19 世纪末 20 世纪初，中国思想界曾一度出现过对中国文化的反思，如梁启超《欧游心影录》及梁漱溟《东西文化及其哲学》论述的观点。在民族危难之际，富强与现代化成为西方先进的象征，要现代化必须西方化，只有引进西方文化才能使中国走上现代化，这种思想占了上风。

**在西学东渐中，中医受到冲击。现代著名人物如鲁迅、梁启超、胡适、陈独秀等都质疑中医的科学性。**新文化运动旗手陈独秀这样评价中医，"医不知科学，既不解人身之构造，复不事药性之分析，菌毒传染，更无闻焉。唯知附会五行、生克、寒热、阴阳之说，袭古方以投药饵，其术殆与失人同科"（见 1915 年 9 月 15 日《青年杂志》第一卷第一号第六部分）。曾干过翰林院编修的俞樾写了一篇《废医论》反对中医，在当时西学占据优势的背景下，他的主张颇有影响力。第一次主张废除中医的是章太炎的老师俞樾，第二次是章太炎的弟子余云岫。1929 年第一届中央卫生工作会议上，余云岫起草的《中医废止案》，得到当时行政院长汪精卫的支持。具有讽刺意味的是，1926 年 3 月，相信西医的风云人物梁启超由于不相信中医，到北京协和医院诊病，发生了轰动一时的"西医误割肾案"。医院 X 线片显示他的右肾里有黑点被诊断为肿瘤，被切除了一个肾脏，手术后检查黑点仍在，并不是癌症，梁启超尿血症状照旧。对此，梁先生很尴尬。1917 年"科玄论战"中，说中医不科学的科学派主将胡适先生糖尿病晚期，协和医院西医对此一筹莫展。面子事小，性命事大，不情愿中找上海名中医陆仲安治好了病。人们争先传说"新文化运动认为中医不科学，偏偏治好了新文化运动名将的病"。胡适先生只得说："中医不科学，不清楚，但能治病；西医很科学，很清楚，但是治不好病。"1922 年冬天，陈独秀在南京生病被诊断为风湿性心脏病，治疗一周不见好转，便请安徽中医付国良为其配制中药，治愈了疾病。后来，陈独秀与付国良医生成了挚友。1929年，汪精卫的岳母患痢疾，遍寻西医毫无用处。后来找到四大名医之一的施今墨开了十副中药，病痊愈了。见证了中医神奇的汪精卫不再提废中医之事，还批准成立中央国医馆。反对中医的郭沫若的病及其夫人的病，都是在西医无济情况下依靠中医治愈的。**中医治好病的事实教育了指责中医不科学的人，中医治病的有效性与神奇，抗拒着对中医不科学的认知，步履蹒跚地向前行进。**

新中国成立后，学界认为迎来了中医大发展的春天。然而，余云岫提出的废止中医案对中医发展冲击很大。改革开放后，中国迎来了科学的春天，但重新出现以西医模式解释与论证中医的现象。在一部分人的潜意识中，长期以来，对中国传统的认知及其实践操作存在严重误区，其主要表现就是认为传统就是落后、不科学的代名词等。种种误区导致国民传统文化教育的缺失，文化教育上的缺失缘于文化上的不自信。中医作为中国传统文化的重要组成部分及象征，一直存在不同程度受歧视、误解及实践操作上片面性的现象，这与我们对待文化不自信相关。**《中国文化的根本精神》一书**（楼宇烈著）**谈到，国人百年来对传统文化误读。书中提及一个西班牙记者的话，说中国经济发展了，文化认同感却在消失。以医学为例，究竟中医是我们的原创，还是西医是我们的原创呢？否定中医，是因为对中医不够了解，没有把握它的核心理念，总把它看作是落后的、迷信的**（见书第6页）。书中还谈到，人们还有一种习惯性的思维，即讲到什么事情一定会问这个想法有科学根据吗？很少有人问"有人文根据吗？"在医学上，人文根据不仅要把人看作是一个生命体，而且必须看到，人是物质和精神结合在一起的高级生命体。如果不能用精神生命来看待物质生命，人类很可能做出连禽兽都不如的事情。中国文化发展存在两种不平衡：一是传统文化和西方文化比例的失衡，二是科技文化和人文文化的不平衡，我们注重的是科技文化，重视的是西方的器物和技艺。1840年以来，我们形成了这样的观念，只有理性才是可靠的，理性的东西是清晰的、准确的，直观直觉是不可靠的，直观直觉是模糊的、不准确的。

国人学习西方文化比学习国文都更有兴趣与热情，在医学界学习与从事西医成为时尚。不论是中医院校建设或是中医院的兴办，都与西医院校及代表西医的人民医院存在极大差距，国家对中医教育及中医临床的投入远不如西医，且其差距日益加大。中西方的价值判断不一样，这是文化里核心的部分。在一些人的教育和认知方面，西方文化远胜于中国传统文化，科技文化又远胜于人文文化，这是造成中医颓势的根本原因。以毛泽东为代表的第一代领导集体，为中医的传承所做的努力，并没有从根本上扭转重西医轻中医的现象。改革开放以来，市场经济大潮"利驱动技"，对中医又形成了新的冲击。尽管振兴中医的呼声不绝于耳，但在实践中把中医推向了更加不利的地步。中医"医乃仁术"的思想与精神追求，与医疗领域的创收机制存在矛盾。科学是文化建设的主要表现形式，所以科学不自信是文化不自信的主要体现。有人认为中国科学落后，有的甚至认为中国无科学。由于科学（当然指自然科学）能转化为技术，所以科学与技术又紧密联系在一起。科学的作用就等同于科学技术的作用，这在中国具有深厚的影响力。与重现代轻传统、重科技轻人文相联系，医学上就是重西医轻中医，中医被边缘化。

**2. 冲击带来认识误区**

长久以来，在认知方式上，在看待国学及国医的问题上，经常会有人打着科学大旗，当然它用的是现代自然科学标准。科学一直以来，都存在着一个认识上的误区。部分人对西方科学和技术上的优势推崇有加，导致没有真正摆正"道"与"器"的关系，从而模糊了甚至颠倒了"体"与"用"的关系，这种思维至今仍在支配着部分国人的强国梦和潜意识。在西方文明发展史上，理性与科学从神学中解放出来，对于推动生产力的发展，对于社会进步，其作用和意义不可估量。同时，我们应该看到，以机械形而上学为指导的现代科学，在其发展过程中，带来实践上的片面性。把科学和技术凌驾于一切知识之上，科学具有唯一性及绝对性。西方理性科学高扬走向极端，认识上的直线性、简单性，把事物质与量、整体与局部、复杂与简单、宏观与微观等关系孤立化、静止化、片面化，导致绝对化、标准化、模式化，形成机械化，缺失人文性。

(1) 对现代性误读

所谓现代性，指的是资本主义工业文明或科技文明为特征的现代社会。现代性是自然科学主导的结果，理性的思维及理性的科学是现代性的标志，我们把现代性理解为是与现代科学同类的东西。现代性遇到的困惑，使得现代性的理论和概念受到质疑和批判。在哲学人文学界，解构现代性的后现代主义提出超越现代性，强调认识的非线性与复杂性。模糊数学及复杂性科学应运而生，新的观点随之出现。理性思维是科学，直观认识也是科学。现代性所确立的包括以达尔文的进化论为代表的生物学理论，以牛顿力学、爱因斯坦的相对论为代表的自然科学，都在不断被否定、被超越。现代考古学新的发现，指出了达尔文进化论存在的错误和问题，进化论的三大经典证据比较解剖学、古生物学和胚胎发育规律，由于近些年的研究使得被掩盖的问题暴露出来。现代物理学揭示的事物已超过了三维度（即长、宽、高）的范围，宇宙黑洞的出现、暗物质的发现，都是对现代性固有认识的否定。西方近代伟大哲学家罗素在其一生最后一部著作《人类的知识》一书中，不无悲观地宣称："全部人类知识都是不确定性的、不精准的和片面的。"他就是以这样的令人沮丧的结论，结束了自己追求确定性的哲学生涯。古希腊哲学家苏格拉底谈到对智慧的看法时说，人本身不能解决而只能不断地去探索，所以，人类永远处在探讨哲学问题的永恒的过程之中。并且说，这样的日子不会到来，即在那一天，人类出神地注视着业已获得的绝对真理而袖手旁观，无所事事。"吾生也有涯，而知也无涯，以有涯随无涯，殆已"（《庄子·内篇·养生主第三》)，这句话告知人类，不要过于自信，不要流于专断和教条，自以为是。现代科学或现代性所揭示的科学性只是阶段性的，不是永恒的，不是绝对的，也不是唯一的。

(2) 对科学误读

经历过民族危机，国人深切体会到我国科学技术的落后，这就有了强烈发展科学的宏愿。科学的有用性被高扬，科学与科技等同。科学成为现代自然科学的代名词，现代自然科学的有用及高效，科学可以认识和掌控一切。自然科学的影响力，已固化为国人的思维模式。理性科学又叫实证科学或实验科学，数理化生的自然科学是其表现形态，体现为精准性、规范性、确定性，看得清、摸得着，也可进行试验和还原，因而靠得住，是科学的。我们日常生活中或科学研究中，科学的概念、科学的常识、科学的观点与方法，都以此为标尺，以此来断定认识事物和处理问题的科学性与否。改革开放后，我们迎来了科学的春天，学好数理化，走遍天下都不怕等，都是推崇自然科学现象，由此主导和影响着对文化的认识。在医学方面，表现为对中医学的误读。近代以来，西方科学从求真到求力过程中，摆脱了神学的羁绊，推动了思想解放及思维方式的革新，对于近代资本主义工业文明成果功不可没，至今仍表现出强大的生命力。邓小平提出科学技术是第一生产力，实现科学技术的现代化，正是对自然科学地位及作用的历史认同与价值选择。但长久以来，在西学东进的文明冲突下，在向西方学习自然科学的过程中，将西方自然科学的"技"与"艺"表现出来的"用"的价值夸大化，甚至以"西用"代替"中体"的地位及其作用，是对科学误读的根本原因。现代哲学之父笛卡尔把自己的思想体系比喻成一棵树，根基是形而上学，树干是物理学，树枝是科学、伦理学、机械学。从这个意义上说，科学是哲学的分支，这是我们认识现代科学的视角。

现代科学的发展，越来越发现实证科学的方法不仅不圆满，也不是唯一的。《中国印象——世界名人论中国文化》一书中谈到，中国的思想对于那些想扩大西方科学的范围和意义的哲学家和科学家来说，始终是个启迪的源泉。医学界有两个例子，当作为胚胎学家的李约瑟（Joseph Need-ham），由于在西方科学的机械论思想（以服从普适定律的惯性物质的思想为中心）中，无法找到适合于认识胚胎发育的概念而感到失望时，他先是转向唯物辩证法，然后转向了中国思想。从那以后，李约瑟便倾其毕生精力去研究中国的科技和文明，他的著作是反映我们自己科学传统的文化特色与不足之处的宝贵资料。第二个例子是尼尔斯·玻尔（Niels Bohr），他对他的互补性概念和中国的阴阳概念间的接近关系深有体会，以至于他把阴阳作为他的标记。这个接近也是有其深刻根源的，和胚胎学一样，量子力学也使我们直接面对"自然规律"的含义问题。原先按照实证科学所规定的"科学"内涵，应当给予重新审议，中国传统文化不应当被排斥在"科学"之外。一个时期以来，中医学直观思维模式向来不被认为是认识世界的正确途径。西方社会及研究者早就认识到，他们称之为神秘主义的东方文化尤其中国人文认识世界的方式具有丰富的智慧，成为当代科学的理论源泉。在当代哲学人文或是科学研究取得重大进展中，在复杂系统如生物系统、生命系统、社会系统、天地人系统等面前，现代科学遇到了不可逾越的障碍。

对科学误读源于我们的学术与教育平台。我们的词典、教科书及宣传载体都不约而同地把科学表白为是分科而学，是追求知识，这种知识是已系统化和公式化了的知识。现代科学知识确定无疑，明白无误。科学有什么特征呢？科学向来与清晰性、规范性、标准化相联系，具有普适性、唯一性等特点。《辞海》《大百科全书》《现代科学技术概论》等都是一样的表述。科学的定义中还有许多内涵没有揭示出来。在现代用法中，科学经常受限于研究这些分支寻求解释物质世界的现象。费耶阿本德（Feyer-abend）和罗蒂认为，落入科学主义窠臼是愚蠢的，即科学主义相信科学能最终解决所有人类问题，或者能够发现隐藏在我们感觉到的日常世界背后的某些真实世界的隐藏真理。笔者认为，科学的认真严谨性是实事求是的。科学的本质态度是疑问，科学的基本精神是批判。科学的核心最终会表现在，解释一个现象的科学学说是临时的，永远是统计性质的，只有起点，没有终点，科学获得的知识也是如此。科学核心的非终极性体现在科学定义上：其一，科学存在一定前提条件和适用范围。其二，科学追求的确定性知识是相对的。

按照科学是好的，具有正面价值评判功能来说，形而上学看问题的西医是科学，辩证法看问题的中医也是科学。西医治好疾病是科学，中医治愈疾病也是科学。数学的精准性是科学，模糊数学不能说不是科学。自然的即合理的，合理的即科学的。西医群体性治疗是科学，中医讲辨证论治的个体化治疗方案更科学。非此即彼是科学，亦此亦彼的模糊混沌性也是科学。《孙子兵法》讲攻心为上，并不一定要把敌人消灭光，或者说不能仅以毙伤敌人的数字作为评判胜利及其伟大程度的唯一标准。规范性、标准性是科学，不标准、不规范不能认为一定不是科学。由此看来，已有对"科学"的定义本身存在不科学的现象。现代科学对于认识复杂性事物和现象面临困难，表现在医学上，就是西医学对非传染性疾病、复杂性疾病、代谢性疾病的认识和治疗并不能达到满意的效果，对单一性疾病的治疗也是以控制症状为主。医源性疾病、药源性疾病即治疗和用药给人带来的损害性在增加，受到的质疑和批评在增多。认识上存在争论，理论研究存在误区，实践中面临困境，源于现代科学机械还原论的思想体系和方法论，而系统性是科学的生命力和发展方向。至今，我们对科学的认识还存在许多不足及片面性。

（3）对现代化误读

现代化是我国当代使用最广泛、又具有召唤力的词汇之一。自20世纪70年代，我国提出实现四个现代化以来，现代化是一个时髦用语。从字面上讲，现代化应是一个时间性的概念，针对过去而言。"化"是一个空间化的概念，指多角度、全方位、全面性。但现代化是否就一定与过去和传统相脱离、相分割呢？就文化和科学技术而言，它具有超越时空的特征。现代与传统之间是一种多元共存的和谐关系，现代对传统有否定的一面，也有认知与传承的关系。对此，毛泽东同志早就批判割裂传统的现象，并指出割裂传统问题的危害性。日本哲学家永田广志在《日本哲学史》中讲到传统与现代化的关系，既不可能原封不动地把传统搬到现代，也不能完全把它断绝，想要抛弃传统，它却总是和现代有着千丝万缕的联系。《文明冲突论》的作者亨廷顿认为："现代化是一个多方面的进程，它涉及人类思想和活动的所有领域的变化。"他指出，现代化的三个方向：一是完全放弃传统；二是不完全放弃传统；三是在传统的基础上去接受现代化。他认为最好的办法，就是在自己传统基础上接受现代性。在国人急盼富强的目光中，有的人把现代化等同于西化。在 20 世纪 20 年代末至 30 年代，展开了一场有关传统文化和现代化、中国本位文化和西方文化的大讨论，罗荣渠主编的《从"西化"到现代化》一书有比较详尽的介绍，文中抨击了现代化过程中西化的弊端。

我们来看一下中医现代化。新中国成立之初推行"中医科学化"，到了 20 世纪 80 年代，又提出"中医现代化"。对中医现代化存在着模糊认识，但有一个基本的或主要的倾向，就是以西医解释中医，并企图以此来提高中医，从而达到实现中医现代化，这是对中西医本质的认识存在偏差的表现。李致重在《中医复兴论》一书中指出了中医现代化的困惑，谈到中医现代化研究中应当理解的十个关系。提出学术主题与交叉领域的错位，"以西代中"偏见的沉淀，"中西医结合"概念的混乱，参照目标的困难等现象。"自西学东渐"以来，尤其在中医现代化呼声中，中医发展面临种种困惑，在数十年发展中有过不少失误和挫折（见上书，64 页）。**现代化不等于西化，现代化准确地说是从工具理性而非价值理性的角度认知的。中西方之间的饮食文化、风俗习惯、思维方式等从古到今都保持自己的民族特性，不会由于现代化趋向一致性，我们不会由于现代化改变使用碗筷的饮食习惯。中国文化与西方文化不同，中医的"道"与西医的"器"不同，中医的"技艺"与西医的技术迥异。一句话，中医的生命宇宙观与西医的生命科学观不是一样的认知层次与境界。**

可是，长久以来学术界及管理层为了实现中医现代化，用西医的规范和标准指导和管理中医，丢掉了中医的"体"而去追求"用"的方面，如有人提出"废医存药",这是舍本求末。中药制成口服液、注射液等的改变,只是中医现代化边缘性的方面,是"末"而不是"本",是"用"而不是"体",是"器"而不是"道"。中医现代化无论在认识上还是实践中,都存在误区。**笔者认为,屠呦呦从中药材中提取青蒿素用于治疗疟疾,不能仅仅从现代化的角度去理解。更深刻、更本质的认知体现在,科学研究实验出的化学药物远不如自然界存在的动植物更能从本质上维持人体生命健康及治疗疾病。化学药物治疗疾病特性在于控制症状,出现的副作用,甚至有害现象和无效作用现象,都能从中找出根由。人是自然界的一部分,自然界与人的生命体根系一源,是相容的,是类同的内涵,是自然的、合理的,也是科学的,这是中医生命宇宙观的价值特性,是中医的道、体和本。**这是认识和实现中医现代化需要注意强化的方面。

(4)对传统误读

上面谈到对现代化的误读,对现代化的误读与对传统的误读是联系在一起的。对传统的误读源于传统中包含有旧的、落后的,甚至是错误的方面。《面对中西文化》（汤一介著）一书中谈到,中国传统思想文化所凝聚成的曾长期影响着我们中华民族的核心,大体可以归结为理想主义、人本主义、辩证思维、理性主义,它们对于中华民族的民族心理有着深刻的影响,凝聚成一种特殊的心理特性。传统中哪些是好的、有用的和有利的,哪些是坏的、无用的和不利的呢?汤一介指出,我们思想文化中优缺点是结合在一起的,用"现代化"的要求来看这些思想文化的作用究竟如何,是值得我们认真考虑的（见《面对中西文化》15页）。传统中,我们的建筑风格、雕塑艺术、绘画、书法、陶瓷、茶道、饮食文化、思维特性与中医学思想和方法等共同构成中华优秀文化传统,这些传统至今仍是中华文化瑰宝。传统中有守旧和落后的方面,但不能因此全盘否定传统。在医学中借现代化之名,否定和改造中医,是对传统误读在医学上的映射。

(5)对中医误读

一方面,中医与现代科学技术及现代实证思维理念相比,其直观思维、术语感官化、朴素自然等特性给人的印象就是"古代的",自然被认为是落后的。另一方面,从知识的选择性接受来说,接受中医知识相对比较困难。在我们教育中存在重理轻文、重科技轻人文、重现代轻传统现象,在理性科学氛围浓厚的环境中,学习中医之"道"的真知需要克服实证科学和西医影响的障碍,因而学习中医时常会出现思维上的断裂和混淆现象。名中医成熟慢,青年中医改行多,在校学生专业思想不牢固,都能够从中找到问题所在。在我国的中西医结合、中医科学化、中医现代化的认识与实践操作层面,现代自然科学(实证科学)头脑主导着我们的思维,导致中医消解于西医体系之中,带来西化了的中医现象。国家给中医搭建的平台少,中医院又严重西化。认识上的误区,理论研究和实践操作上的偏差,使得人们对中医科学性的把握面临诸多困扰。市场经济把医院推向市场,"利"驱使"技","技"浸润"道",中药、针灸、中医正骨和按摩等安全简洁可靠的诊疗方法让位于西医的治疗手段与方法,这是医疗市场化带来的结果,进一步增加了对中医的误读。一方面对中医之道的认知和把握难。另一方面,在医学临床中,医生的诊疗方法受到利益驱使,中医学习者成为西医的实践者。中医发挥作用空间小,很难形成深远的影响力。长久以来,中医阵地少及中医西化现象的普遍性,使得对中医科学性认识的困难程度增加。

### 3. 认识误区对中医学的影响

1917 年,新文化运动的无形推动力根源于中国文化和科学的落后意识。认为中国文化与现代科学不相融,与中国文化相融的中医学与现代科学也不相融。国门被打开后,睁开眼看世界的中国先进知识分子及政治家,把学习西方现代科学作为富国强民的必然途径及目标。在医学领域,西医作为现代科学的缩影与写照,自然成为发展我国医学事业的目标。在认识上,中医不科学;在实践中,把发展西医作为主攻方向,旧中国中医事业发展历程可窥一斑。

新中国成立,中医界学者称之为迎来了中医发展的春天。一方面,以毛泽东为代表的第一代中央领导人高度重视中医事业的发展；另一方面，中央立足于中国国情，大力发展中国特色文化事业，充分挖掘我国优势资源。在医学上，中医对中华民族的贡献力大，影响度深，是发展我国医学事业的坚实基础和优势特色。党中央坚持团结中西医的方针政策，但是在实践中很难深入、扎实、持久贯彻下去，在认识与实践上并不能从根本上扭转重西医轻中医的局面，源于领导层管理者的"科学"头脑。在我们的教育中，在媒体宣传上，在我们工作及生活中，现代自然科学的实证思维主导一切，即一切实证科学至上。在我们走向国富民强的道路上，实证科学是看问题的出发点和立足点，是我们评价事物及其价值取向的标尺。毛泽东指示，提倡大力举办西医学习中医培训班，主张西医学习中医，以此推动中医事业的发展，无疑具有积极性的一面。但以西医推动中医发展，结果并不令人欢欣鼓舞，认识与实践上走入误区，甚至走向了事物的反面，这是实证科学带来的结果。一定历史时期，影响力广、占据庞大社会资源的西医在很大程度上主导了中医发展方向，扭曲了中医事业的正确发展轨道，其根本原因在于西医学习中医，以西医的实证科学解释中医、认证中医、检验中医，由此推动中医发展方向。振兴中医所做的努力，对中医教育与医疗实践产生了极大影响。在中医学教育中，存在基础不牢之因，与中医相融共生的中国文化、中国哲学没有深入大脑，学习中医就缺乏坚实根基，极易受到西医实证科学的影响。中医之根没有扎实，就难以把握中医之魂，因而几十年的中医大学教育被人称为"中医不通、西医不精"的半成品。在理论研究与临床实践中，现代实证科学主导着学者与医生思维模式，青年中医改行、中医成熟慢、名中医少、中医西化及中医不科学的认知等现象，有其深刻根源。

有人会提出疑问，科学错了吗？不以科学为标准，医学还能以什么为标准呢？我们头脑中的科学概念指的是现代自然科学，它对于推动近现代社会经济、军事、科技进步的贡献力是举世公认、有目共睹的，它极大地改变了人们的生活及思维方式，这就是现代科学视野。现代自然科学带来的数学化、电子化、技术化、生物化及计算机技术，对于人们的工作与生活带来革命性改变，其影响力无与伦比。现代自然科学也带来了医学的突飞猛进，助推西医学取得了欢欣鼓舞的成就，对中医学来说，西医学实现了革命性变革。西医学在追求精准的方向上发展，这就是医学高度技术化，医学等同于科学的现象。现代自然科学在研究物的方面具有强大的生命力，但完全作用于人体生命现象研究就会出现偏差现象。因为人不同于物，也不类同于生物，人的生命体是结构形态与功能状态、静态与动态、物质与精神的结合体。因而，单纯运用数学、物理学、化学、生物学等物的技术手段并以此为标尺及医学还原论方法表现的缺陷，难以全面、准确把握生命健康及疾病现象，这是医学生命科学观的困惑。

现代自然科学推动农业现代化过程中出现了越来越多的问题，化肥、农药、添加剂、生长素及争论不休的转基因对食品的影响等问题，从一个侧面反映人体生命健康与化学、生物制剂不能归于同类。注重养生者，都认同吃绿色食品，认为手工面食口感好，适宜人的胃口等。化学化、技术化的诊断与治疗针对的是疾病的现象即标的方面，且对人体存在伤害，损伤人体免疫机制。**科学头脑冲击着人们对医疗模式的选择，影响着对疾病概念的认知。中国工程院院士樊代明谈到，有了西医学之后，人体的自愈力大幅下降，有的人一个小小的伤口都会化脓，都需要用抗生素治疗。他在不同场合讲过很多入木三分的观点，他说要纠正医生和病人认识上的一些错误，如医生说"有病就要治"，病人说"病都是治好的"。**

生命体是具有自然性的一个整体，天冷了加衣服，天热了需要脱衣服。人吸入的是氧气，呼出的是二氧化碳。人的生命力中午 12 点最旺盛，晚上 12 点最弱。自然界植物也是这样，向日葵围着太阳转，含羞草白天合、晚上开。全世界的深海鱼都是在同一段时间跑到长江里繁殖产卵。医学需要从这个视野审视生命健康研究发展方向及中医生命宇宙观的价值性和生命力。人体的自组织力及免疫机制所表现出的生命力，不能局限于单纯对细微结构形态的研究。医学的简单性与机械性，忽视生命健康的复杂性与精神性，是西医学的不成熟性与不完善性。从健康与疾病的关系上，医学应该具备的预防、保健、诊断、治疗及康复功能体系没有形成，单纯局限于诊断与治疗两个方面，这是很大的缺陷。完整认识疾病需要注意两个方面：一是疾病表现的症状，这是疾病之标。二是疾病产生之因，是疾病之本。我国著名医学家钟南山院士指出，所有疾病所表现出的症状都是假象（现象），在中医世界里没有病的概念。怎样解读呢？疾病表现的症状是标，中医通过三因制宜辨证，求标之因达到治病求本，这根源于中医生命宇宙观的思想体系。

现代生命科学观研究生命体的局限性在以后的章节中还会有所论及，现代自然科学研究遇到了不少的困惑并受到质疑。医学上，樊代明院士深有体会地说，他生下来血糖就是7mmol/L，医生说6mmol/L以上就是高血糖，可他就是不降糖。现在医学界认为血糖7mmol/L属于正常，樊院士自嘲说，他的血糖回到了正常。西医的理论与技术随着现代自然科学的进步而发展，但随着科学的进步，一个理论很快被一种新的理论所否定，一种技术很快被新的技术所代替。现代科学找不到经络就是没有吗？这个经络存在的可能性会是电子流、离子流等，这个经络活着有，死了就没了。这个经络可以形成，也会消失。

科学成了现代自然科学的代名词，现代自然科学是现代科学的内涵，这就是科学头脑。科学是什么？科学就是确定无疑、明明白白的知识体系，可以还原，可以实证。但是，在我们的科学研究与工作生活中，会遇到大量难以用实证及还原论方法解决的事物及其现象，如对于地震的研究，对于宇宙系统的研究，对于人体生命现象的研究等。中医把生命体作为一个小宇宙来看待，与自然相伴，根系一源，这是中医的生命宇宙观，自然性、生活性、功能性是中医诊病治病理念与目标。中国文化与中医学从哲学的观点看问题，把复杂的事物及现象包括人体生命现象归结为阴阳的对立统一属性，五行生克学说是人体结构与功能的具体化，这是"大道至简"的智慧。这种智慧是一种境界，也是一种层次，体现的是"形而上之道"，这是与科学不同类的范畴，不同于西医化学成分及药理作用研究。因而诋毁中医的新文化运动主将胡适先生让人研究治愈其疾病中二味中药黄芪、党参的化学成分，却百思不得其解就是这个道理。近现代中国救亡图存，学习西方近现代自然科学成为时代的重任和目标。同时，近现代科学也形成了对中国文化及中医学的巨大冲击，科学头脑支配着我们的管理、研究及日常生活。医学界就是明显的例子，形成了重西医轻中医的局面，导致了对中医不科学的认知，这是现代科学影响至深至远的结果，是实证科学思维模式对中国文化的冲击带来认识误区之危害及表现形式。

## （七）现代科学对西医学认知的浸润现象

西方科学从古希腊时期，以追求确定性知识体系为目标，到了近现代希腊求真科学传统被求力意志的自然科学所代替，其特征是以形而上学为指导，以数理实验为基础，形成了循证的科学思维模式。在医学领域，表现为实证医学，借助数学、物理学、化学、生物学等技术手段研究生命现象，通过实验归纳形成了实验医学的基础理论体系。我国两次民族危机，在向西方学习近现代科学过程中，形成了中国科学落后甚至是中国无科学的认知。"中学为体、西学为用"受到质疑，中国文化或中国科学的"体"受到西方科学"用"的冲击并被科学的"用"所代替的现象，形成了"科学的头脑"。这种思维模式表现为实验性、标准性、规范性，一切讲究证据，确切明白。对于西医学科学性的认知，根源于科学思维模式。在文化构建与科学教育上，重视近代轻视传统文化，重科技轻人文。在医学上形成了西医学是科学，而中医学不科学的认知。

近现代西方科学追求实证与确定，这也是西医学的科学特性。量子力学产生以后，牛顿经典力学与爱因斯坦相对论不断被超越。现代物理学的新发现，不断颠覆对固有科学知识的认知，认识到不确定性同样是一种科学状态，是世界的本质。现代西方科学认知世界追求清晰遇到了不可逾越的障碍，科学家提出，不能为迁就现有科学方法而去改变事物原有的面貌，而只能改造思维方式，这就是模糊数学产生的原因。我国著名科学家、中国工程院院士施一公指出，我们看到的是有形的世界，自己认为它是客观的，其实我们完全像盲人摸象一样看世界。西医学的"扇理论""绳理论""柱理论"等思想体系就是最好的阐释，也是西医学理论与技术不断被替代的最好的注脚。科学主义或科学至上，源于缺乏"形而上之道"与"以道观之"的认知，完全是"形而下之器"与"以物观之"的思维方式，这是近现代西方科学对国人思想浸润在医学认知上的表现。

中国文化及科学的根本精神受到近现代西方科学的冲击，根源于国学尤其哲学思维的缺乏，而这又与我们的教育与宣传媒体等公共平台的引导密切相关。全球化进程中，西方"普世价值"受到抵制与批判，源于各个民族现代化进程中不能改变民族多样性特质。民族的本质特性是文化，科学是文化的主要组成部分，医学又是科学的一个重要部分。中西医代表的是两种思维方式，是形而上学与辩证法思想体系及还原论与系统论方法论上的差异，最根本的是文化上的差异。我们现在所处的时代既不是救亡也不是图存，而是重塑与扩大中华民族文化的根本精神的影响力，是塑造对医学认知及培养科学真知思维模式的大环境，意义重大。当前，针对现代科学与医学在理论研究与临床实践中遇到的障碍与挑战，科学界提出了超越现代性的要求，后现代主义、系统性科学（复杂性科学）、模糊数学等就是表现形式。

## （八）现代科学带来不科学的医疗困扰

现代科学的实用与高效，成为国人救亡图存与国富民强强有力的手段而不可替代，也形成了科学的思维模式。现代科学的特性在于清晰与精准，也是西医学特性，同时也是科学头脑对仪器设备与化验检查认知度高的根本原因。科学与技术等同，带来了科学等同于医学的缺陷，维持生命健康与诊疗疾病出现了过度依赖科学技术的现象。

### 1. 西药治病快

现代科学的高效性带来了对实验室科学研制的西药治病快的认知，与传统中药煎剂的烦琐相比，西药服用简便，省工省时，这和现代人快节奏的生活方式与工作方式相适应。长期服用西药给人体带来的副作用及人体免疫机制的下降，留下的隐患是，人更容易生病，且会产生耐药性，也会给以后的治疗带来困扰。对于维持生命大健康来说，以"快"字来认知西药治病高效是有局限性的。同时，"慢"并不是中医治病的特性，中药煎剂对一些急性病、传染病的控制，会收到立竿见影的效果，针灸疗法更具有神奇与高效。2003 年控制"SARS"及 2020 年抗击新冠肺炎就很好地说明了这一点。临床上中医对感冒发烧及其他类疾病治疗的高效例证也是众多的。但在我国日常医疗实践中，中医往往被边缘化，中医优势并没有得到很好的运用与发挥。

### 2. "吊瓶森林"现象

2016 年，国家卫生计生委下发文件要求：一是禁止滥用抗生素；二是禁止把输液作为治病首选。但实践中像治疗感冒发烧之类的疾病，就一直把输液作为首选方案的现象并没有得到根本改变。2019 年，国家发改委的统计资料显示，全国输液量达 104 亿瓶，人均每年 8 瓶，远高于世界 2.5~3.3 瓶的水准，有人戏称"国人把输液当成可乐喝"，造成了一定的社会危机。北京大学人民医院感染科主任医师高燕说，流感 3~5 天不服药也会好，输抗生素无效，况且输液还时常会出现皮疹、疼痛、血栓等不良反应，甚至会出现过敏性休克、死亡现象。不正常输液的危害还表现在，人体产生抗药性的 60% 是输液造成的。《健康管理》杂志主编黄建始指出，"输液就是好得快"是一个严重误区，有医生和医院的原因，也与患者对输液的认知有关，从根本上改变这种现象是一个系统工程。在美国把输液作为不亚于一个小型手术来对待，对此医院有严格的执行标准。输液一般是针对不能进食、吃药等又急需补充水分、维生素、血液等营养物质的体弱患者，以及针对大面积感染、危重患者等才采用的方法。

曾经某三甲医院的墙壁上挂着鲜明的横幅"输液并非好得快",但横幅下面映照的却是"吊瓶森林"现象。采访患者,都认为输液就是好得快。液体没有经过消化道及相应防御屏障而直接进入血液,对于生命健康的危害时常显现。人们对于服药及打肌肉针的治疗方式已不再推崇,这就是对西医学认知的局限性及片面性带来的结果。

### 3. "一刀切"的线性思维

科学追求要么"Yes"要么"No"的知识体系,医学上对于疾病及健康关系的认知,也是非此即彼的思维模式,这是对手术认知度高的视角。实际上,局部的病灶并非病源,病灶切除不会消除病源。细微之处生病细胞是整体机能改变的表现形态,因而是现象不是本质,手术切除并不能促进人整体机能的改变就是这个道理。疾病与健康之间并非存在线性的、直线的一一对应关系,而具有复杂性与过程性,手术一刀切是把复杂性当作简单性来对待。医疗实践中,手术对癌细胞的完全切除是件困难的事情,手术后之所以还要采用化疗、放疗等方式就能说明这一点。手术把局部病灶切除了,由于体内环境没有得到根本改变,癌细胞继续生长的趋势就没有办法控制住。有时,手术后人体会产生过激过敏反应,这是手术带来的隐患。疾病与健康是一个动态的过程,对疾病结构形态的把握不能离开对生命体功能运动状态的认知。认识疾病与健康的关系,理性选择医疗模式与科学生活方式,需要转换现代科学的思维模式,增强"以道观之"的认知方式。

# 二

# 西 医 学

## （一）历史沿革

从远古开始，人类就在寻找治疗疾病的方法。但远古时代西方看病主要靠算命、占卜、巫术及宗教信仰等形式，还称不上有医学。公元前四五世纪，至少在古希腊，与中国同时期产生了医学理论。这时期人类治病脱离了对神的依赖，开始客观地解释人体及疾病现象。在西方，希波克拉底被称为西医学之父，当时医学确定了一个明确底线，即不可以伤害人。医生成为一个高尚的职业，具有高尚的品质。当时医学认为身体有血液、黏液、胆汁、黑胆汁四个部分，也称四个系统。四个系统平衡，身体就会处于健康状态；四个系统失去了平衡，人体就会产生疾病。主张以自然、合理的生活方式来保持这种平衡，也有相应的治疗办法。西方到了罗马时期，出了一个盖伦，他接受柏拉图提出的心、肝、脑三大体系说，认为身体和精神是结合在一起的，他发现了很多药物、制剂。公元四五世纪之后，欧洲出现瘟疫大流行，以盖伦为代表的西方医学界无能为力，据说盖伦选择出逃的方式躲避人们对他的依赖。宗教的救赎观、基督教的人道主义关怀等信仰疗法占据了主导，此后一千多年时间医学并没有什么发展，人们更相信通过宗教来解决病痛。

西方现代科学从求真到求力，实证科学催生了西医学。文艺复兴以后，医学从神的桎梏中解放出来，机械唯物论是医学发展理论的指导，实证科学成为医学的工具。1543 年安德烈·维萨里（Andrdsr Vesalius，1514—1564，比利时著名解剖学家）出版了《人体的构造与机能》一书；17 世纪，威廉·哈维（Willian Harvey，1578—1657，英国著名生理学家）对于人体循环系统有了深入的研究，发展出生理学；18 世纪，莫尔加尼（Morgagni，1682—1771，意大利著名解剖学家）通过对 700 多个病人尸体的解剖，逐渐形成了病理学；19 世纪，路易斯·巴斯特（Louis Pasteur，1822—1895，法国著名微生物学家）证明了腐败的原理，西方逐渐形成了微生物学；19 世纪中叶，西医学突破许多障碍。但到 19 世纪后半叶，临床医学和药学还并没有什么好办法治病，多是通过发汗、放血、通便等自然疗法治病疗疾，基本上还没有化学药物，天然药物与中医药学相比还很有限。1864 年、1869 年、1888 年，先后有巴比妥酸、水合氯醛和索佛那三种化学合成药物用于催吐、镇静。20 世纪初，托马斯·亨特·摩尔根（Thomas Hunt Morgan，1866—1945，美国著名进化生物学家、遗传学家及胚胎学家）与孟德尔（Gregor Mendel，1822—1884，奥地利著名生物学家）奠定了遗传学基础。1928 年英国人 A·佛莱明发明了青霉素，1943 年美国人 S·A·瓦克斯曼发现了链霉素，之后种类繁多的抗生素等化学药物的发明，才彻底改变了西医对多数疾病无能为力的状况。

## （二）立论依据：形而上学

西医学以笛卡尔和弗朗西斯·培根的"形而上学"为理论基础，这就是力学的形而上学生命科学观。希腊求真传统转变为现代求力意志科学，科学理性自由转化为意志自由，意志自由体现在征服和控制自然上，从而使现代科学成为有用之学。通过人为设置的特殊条件对自然过程进行干预，自然可以被人类制造，这就是现代求力意志的科学可操作性。力学宇宙观的医学特点体现在：一是外在性，二是机械性。

## （三）实验科学

希腊科学转换为现代科学征服自然、改造自然的求力意志，理性自由转化为意志自由，转化的手段就是实验科学。实验科学方法根源于人的目的性，医学的目的性就是探究生理病理规律，进而寻求治病方法与技术。医学实验对于人体生命现象及病理性质的探讨，一是尸体解剖，二是动物实验，三是人体实验。

### 1. 尸体解剖

人体解剖学建立在尸体解剖的基础上，通过尸体解剖研究正常人体的器官形态、结构、位置和毗邻关系，从而掌握人体各器官的结构及其相互关系。局部解剖将人体分成若干部分，系统解剖研究系统间的相互关系。人体解剖现在已发展到微观解剖、断层解剖，通过解剖了解人体内脏、骨髓、神经、血管和淋巴管，甚至更细微的层次。解剖学不能发现与分析人体功能活力（被称为能量、中医称之为"气"）。

### 2. 动物实验

动物实验是在实验室内对动物进行生理、病理的研究，动物实验伴随生物医学而不断发展和进步。动物实验的快速发展，发挥着其他方法和手段不可代替的作用。动物实验在医学界充当着安全实验、效果实验和标准实验的角色。通过动物生命现象的研究推用到人体，探索人类的生命奥秘，动物实验最终还要靠人体实验。

### 3. 人体实验

人体实验建立在人体解剖及动物实验的基础之上，西医的新药及诊疗技术在发展过程中不断在临床中运用并得到检验。自 1928 年英国人发明了青霉素，之后种类繁多的抗生素用于人体治疗，一些诊断方法和技术也不断被淘汰、被更新。实验医学发现了人体生理及病理现象及规律性，对于人类健康及防病治病有积极意义。至今，医学对人体生命现象及疾病本质的研究还处在不断探索实验中。

## （四）显著特性：还原论

西医的试验性、精准性、求力意志及现代科技理性，都是现代科学形态，它们有一个相同的思维方法及操作手段，就是还原性方法。这种方法把事物分解为若干层次和不同的组成部分，以数学、物理学、化学等自然科学已取得的成就为基础，一个个加以研究。这种分析方法是自然科学的特点，是实证科学的特性，是西医的特点。近代科学技术的不断发展和还原性方法的运用，推动西医学技术迅猛发展。还原性的分析方法，是西医科学性的表现形态。

西医学特征就是还原论，也叫力学还原论。还原论医学把人体看作兼具物理、机械和化学特征的一台机器在运转，其诊断与治疗方法按照机械的机器零件进行配置，这是求力意志、征服自然的简单性、机械性及世界图景的数学化的科学表现形式。还原论对于认识简单的事物和物理现象、化学现象有其科学性。对于认识复杂事物及现象，认识复杂系统有其局限性。**临床治疗中，有的病人置换了一个健康的肾脏，可是只能达到预期效果的30％左右，就能说明这方面存在的问题。这犹如整体使用坏了的一台机器，如果仅换一个零件对整部机器所起的作用是有限的。人体整体机能状况是最重要的，整体不是部分的简单相加，整体大于各部分之和。**

## （五）精准诊断技术

西方现代科学催生了西医学，是现代科学的发展为医学观察和实验提供了工具，如显微镜、X 光机、CT、彩色 B 超、核磁共振等，全都是声学、光学、化学、物理学、影像学等技术在医学中的应用，应用于诊断和治疗中。现代科学技术不是医学本身的专利，这些技术手段也可以用于航空航天、军事和民用。医学上的技术是科学技术，但科学技术不等同于医学技术，医学除了简单性、机械性、化学性等特征，还有人文性、社会属性。西医依靠精密仪器的观察，最终发现疾病以细胞的病变为基础，因此把病因等同于细胞病变。对此，创立细胞病理学的鲁道夫·菲尔绍（Rudolf Virchow, 1821—1902，德国著名病理学家）评论说，没有全身性的病，只有生病的细胞，一切疾病都是局部的。只要找到能够改变细胞或基因的物质及方法，就能治愈疾病。

西医仪器检查是求力意志的现代科学的工具和手段，其目的是追求精细、精准，精准性是西医仪器检查的目标及治疗依据。西医临床实践中，学科分割越来越细，根据患者基因分子变化来诊断病情。韩启德先生在《医学是什么?》一文中谈到，医生看病从来都追求精准，精准程度也在不断提高。下面看看西医追求精准的例子。**韩启德先生举出了他给大家讲课的例子，他问大家肚子疼去医院挂什么号，多数同学认为挂内科，他说错了，按医院规定，肚子疼一律先挂普外科号，肚子疼归外科管。等到了外科，医生惯例问你腹部什么地方痛，然后用手按压那个地方问你痛不痛，再突然把手放开，再问你痛不痛。如果答复都是否定的，那好，不归外科管，去内科。到了内科，会让你去消化内科，消化内科医生看了，会让你先去做个心电图。首先要排除一下心脏病，因为心肌缺血也会表现出肚子痛，如果心电图比较复杂，得请心内科医生过来看看。如果是女同志小腹部痛，那得去妇产科看一下。妇产科检查没有发现异常，很可能会让你去骨科看一下，因为脊柱问题也会表现为腹痛。骨科大夫会让你拍个 CT，如果没有问题，那好，回普外科去。这不，转一圈，又回到了普外科。韩启德先生还谈到，上海第六人民医院拍摄的纪录片中，一个外科急症病人被送进急诊室，工作人员让他挂六个科的号，这是西医还原论研究模式在临床医学上的反映。看病要有证据，这是现代科学的态度。临床实践中，病人很痛苦地诉说症状表现，可是仪器检查结果都正常，医生对此束手无策，只能暂时"临床观察"。**西医学对人体疾病的认识、诊断与治疗处在不断求证之中，在于机械还原论的生命科学观和方法论。还原论医学要想获得精准的认识，还有很长的路要走。

## （六）西药

西药对单一器官、单一系统和单一基因缺陷等疾病的治疗效果理想。

微生物病原所致疾病包括传染性疾病，血清学、病原学搞清楚后，可以研制出疫苗，或应用抗生素都具有很强的针对性，效果也显著。对于单一因素致病，西医能够做到缺啥补啥，多种激素配合可应对多种医学上的难题。20世纪上半叶，西医有了青霉素、链霉素等抗生素后，彻底改变了西医学对于多数疾病无能为力的状态。但随后实践证明，病人对药物的依赖度越来越高，药物的毒副作用日益明显，有的甚至超出了其治疗作用。大量使用抗生素，人易产生耐药性，且会损害人体免疫机制，人体的抵抗力在下降，这就是现在慎用抗生素的原因。**西药有时可以使局部的症状得到有效缓解，而整体状况并没有实质性改变。很大程度上，人们对西药的依赖，是因为西药在控制症状。**

**副作用**。如对于慢性肾炎、再生障碍性贫血的治疗，由于激素的应用，原发病没有治好，长期服用又导致骨质疏松、高血黏度、男性化、自身免疫力降低、肥胖症、性功能障碍等，有的毒副作用潜伏十几年甚至隔代发作。20世纪60年代四环素牙事件，造成用药者十几年后要承受一辈子黑牙之痛苦，白血宁、乙双吗啉等药物，通过抑制DNA合成和上皮细胞的迅速增殖对病情有缓解作用，但由于它们对于白细胞有强力杀伤作用，病人就会出现脱发、恶心呕吐、口腔溃疡等症状，有的还出现肝肾功能损害。这样病人还不敢停药，一停药就犯病，怎么办？只能用激素。但长期服用激素，又会抑制人体自身内分泌功能。虽获一时之效，但一停药，人体内分泌就处于停滞状态。

**无效治疗**。根据2004年《英国医学杂志》制定的"临床标准"，即使经过临床流行病学和统计学得到循证结果，也还只是群体概率，应用到每一个病人的时候，究竟是在这个概率之内，还是概率之外呢？还是需要医生的大量经验来补充，最后做出判断。有一项研究表明，医生开的59%的处方中包含无效治疗。2013年美国FDA自曝，批准上市的抗癌药物75%无效，2016年美国癌症研究所评价2009年以来83个抗癌药物"基本不靠谱"。即使公认成功的靶向药物，也对癌症并没有治愈作用，它们只能使一部分有对应基因突变的病人延长平均几个月的寿命，以及使在生存期内的生活质量有所提高，但价格却非常昂贵，造成极重的经济负担（参阅韩启德《医学是什么？》中"医学的社会属性"）。这与群体化治疗方法的局限性及缺陷有关。

**不成熟性**。曾有研究表明，服用维生素可以防止衰老，可近年的研究成果又告知人类，长期服用维生素对人体有较大的负面影响。西医权威们警告说，更年期妇女及时服用激素，可有效预防冠心病及改善更年期综合征。可最近有研究表明，服用激素非但不可以预防冠心病，相反会导致卵巢癌的发生。胆固醇曾被告知是导致心血管疾病之元凶，又有研究说胆固醇可以预防癌变。1982 年，欧美发现了许多"粒细胞缺乏症"的病人，对于多种感染失去防御能力，极易发炎、发热，后来经过 11 年的努力，查明是氨基比林在作怪，此药已用 40 年之久。1995 年，欧美出现大量失明的白内障病人，系服用减肥药二硝基酚所致。2002 年，美国发现了 300 多名妙龄少女患阴道腺癌，后来才证实与她们的母亲在怀孕期间服用乙雌酚保胎药有关。

## （七）手术

有人将西医手术称为侵入式医学模式。手术修补、代替或切割掉部分器官及组织，都是现代科学还原论的临床实践。手术就是借助外力因素作用于人体的应用形式，是一种修理人体部件的治疗方式，是求力意志的科学在医学上的体现。西医手术在心脑血管外科、神经外科、器官移植、止血、急救、接骨、处理孕妇异位妊娠等方面所取得的突破性成就，具有很强的说服力和满意度。肿瘤早期，手术的治疗效果还是比较好的，后期甚至中期肿瘤患者，手术的满意度并不很高，而且还要承受化疗、放疗的痛苦。大多数早中期肿瘤患者都会选择手术治疗，很少或者极少选择中药、针灸等保守疗法。因为大家相信挨一刀，就会及早把肿瘤细胞清除掉，对西医手术认可度高。

### (八) 医学革命性变革

**1. 医学科学特性**

现代科学为西医学带来了革命性变革，在于突破了传统医学上直观思维、术语感官化、朴素自然化的治疗方法及中药煎剂麻烦等特性，带来了医学上的化学化、清晰化及规范化。西医学基于现代科学符号系统，利用光学和显微镜等手段发现微生物、生病的细胞及病灶，目的性及针对性强，清晰精准规范。细胞学助推疫苗研制成功，DNA 助力西医攻克遗传病，物理放射学带来 CT 等检查设备的革命性升级，自动控制和人工智能产生微创手术，神经科学和脑科学使头颅手术得以安全进行。物理学、数学精细化语言和符号的量化表达，成为医学利用的手段。西医学利用经典化学、细胞学（微观生物学）、解剖学（宏观生物学），通过数理逻辑和经验证实，模型化定量分析细胞病变，准确考察失调引起的疾病，提升治病方法与手段。医学科学模型化、物理化学分析和参数（包括影像、切片、细胞组分、血液及排泄物化学成分、心脑电图、神经信号等）、诊断设备技术的纳米水平、人工设计的药物、严格的检验方法和实验程序等，形成了西医学的系统性理论，体现在细胞系统、器官系统、生命八大系统等医学理论方面。西医学是现代科学的结晶，现代科学和技术为西医学插上了腾飞的翅膀，西医学离不开现代科学的影子。西医学的智慧，是现代科学最高成就的表现形态。因而有人说，没有科学的昌盛，就没有西医学。向西方学习科技的科学头脑，对西医现代科学认知度高。西医不仅仅离科学近，实际上就是现代科学和技术的写照。

**2. 治病神威高效**

西医对生命现象细微处和结构形态的研究，助推西医学取得突破性成果。青霉素的发明彰显西医治病的高效性。疫苗研制有效预防破伤风、天花、麻疹、脊髓灰质炎等疾病，神经外科、心脑血管外科、器官移植、基因疗法等具有神奇治病效果。对于鼠疫、霍乱、梅毒、血吸虫病、疟疾、麻风病、白喉、狂犬病、肺结核、病毒性肝炎、病毒性肺炎等传染性疾病，利用显微镜和细胞学知识，对病毒微观定性，分离出毒株，通过血液检测，做出定量分析，通过核酸试剂和 CT 影像帮助诊断，并为治疗提供帮助。医学能把病毒入侵引起的疾病与内部失调引起的疾病区分开，分清两者主次关系。能把不同的传染病分开，做出精准性预防与治疗。能对阑尾炎、肠穿孔、肠粘连、胰腺炎、肝胆疾病、难产、异位妊娠等腹内疾病做出准确诊断与治疗。透析疗法、血浆疗法，运用呼吸机、ECMO 等技术，帮助维持生命系统等方法，都是很有说服力的医学成就，是循证医学科学性和高效性的体现，也是西医显神威之处，这些成就助推西医成为主体性医学。

评述：西医的科学性与神奇高效不是绝对的，也不是唯一的。西医在诊断与治疗人体疾病方面有其很强的科学性一面，但是运用宏观还原为微观、整体还原为局部、质还原为量、功能状态还原为结构形态的还原论的研究方法，在把握复杂生命体方面存在不足。西医对疾病的诊断与治疗针对的是现象即疾病的标，同时，化学药物在治疗疾病的同时，给人体带来损害，有副作用，有的留下不少后遗症，这就是对人体生理机能的破坏作用，损伤人体的正常免疫机能及肝肾等代谢器官。患者一方面要长期甚至终生服药，但药物控制疾病的效果因人而异还不能达到稳定与可靠；另一方面，往往是原有疾病没有控制住，又诱发新的疾病。化学药物对于疾病的治疗作用和维持生命健康的价值需要进行重新评估。生命体健康的维持和疾病的治疗还需要从生命宇宙观和自然属性方面去把握，与生命体同类的是自然属性。食品安全问题主要是化学作用带来的问题，化学性取代了自然性，带来了食品的不安全，说明了化学性对于饮食安全的危害性。

西医的缺陷集中表现在：一是简单性。而人体生命现象具有复杂性。二是机械性。西医学高度技术化，对疾病诊疗就像对待机器零件一样，现代科学代替了医学，但以数理化生为基础的现代科学由于缺少人文性不能等同于医学。追求精细与精准的还原论医学对表现突出的诸如多因素、多器官、多系统、非传染性、代谢性疾病的治疗满意度并不高，对许多单一性疾病的治疗也是以控制症状为主，还不能根治疾病。化学药物，包括认可度高、最令人鼓舞的青霉素类药物，在治疗中产生的副作用，会破坏人体正常生理功能及免疫机制，长期用药又会产生耐药性，有的还有很强的过激过敏反应。因而，维持生命健康及长寿之道不能过度依赖医疗，也是这个道理。

中医思想理念和治疗方法有其独到、神奇之处，可纠西医治病之短。中西医两种医学共同为国人服务，可以更科学地治疗疾病与维持生命健康，这是我国坚持中西医并重国策的缘由。遗憾的是，在西学东渐的文明交融中至今，中医受到冲击，冲击带来对中医认识上的误区及片面性，即认为中医不科学，中医被边缘化，市场经济带来中医西化严重化。

## （九）疾病的标与本

西医学从细微之处入手，探讨生病的细胞，研究其结构形态上的变化特点，综合诊断检查的指标及患者症状，归之于某一病名，但这是疾病的现象。一个人怎样生活，身体就会怎样表现。比如你受了风寒，身体就会用咳嗽、发热或鼻涕告诉你。吃了不卫生食品，身体就会用拉肚子告诉你。仪器检查到的生病细胞及局部病灶在人体内不是孤立的，而是处于与人体其他组织器官及自身机能的关联之中，处于与周围自然环境、生活习惯及心理的互动之中，即有病的细胞和病灶有其存在的环境和根源，这就是病之本。这种环境与根源是什么呢？是人体中正平和的正常机能状态出现了问题，细菌、病毒等有害物质的侵袭破坏了人体正常生理机能，或者说损伤性已经超过了人体正常防御机制的限度。人体表现出的症状，以及各种化验检查不正常，表明了人体疾病的发生。怎样采取治疗呢？方法有多种，西医学采取化学药物及手术等方法与技术手段，目的性强，针对的就是生病的细胞及局部病灶，但对产生疾病之源及体内有毒环境重视不够，有时检查指标正常，但病人因精气神功能状态没有恢复，病人感觉并不清爽。医疗没有促进和提高人体机能状态，或者说医疗后人体机能没有恢复到正常状态，治疗没有根治疾病之本就是这个道理。

人体感冒时，咳嗽是呼吸系统正常免疫机制起作用的反应，病毒炎症侵袭引起呼吸道淋巴细胞发挥作用，呼吸道内分泌大量黏液，人通过咳嗽将坏死脱落细胞等分泌物排除掉，以保持呼吸道通畅。因而，感冒初期不宜早用止咳药。否则，仅注重治疗咳嗽之标，对根治疾病之本不仅不利还有害。感冒发热也是体内环境受到病毒侵袭后，人体免疫机制起作用的表现形态。免疫细胞释放一些制热因子，导致体温上升，进而抑制病毒进一步侵害。临床适度用药或者是单纯卧床休息几天时间，发热症状都会得到缓解或完全控制，源于人体免疫机制具有抵御疾病的自然力。为什么有时用药包括输液一周以上也不能够控制发热症状？原因在于有时用药或者说过度治疗损伤了人体战胜疾病的自然力。从这个角度讲，单纯打退热针无益，也是错误的。打退热针本身对人体战胜疾病的自然力是一种破坏，因为人体受到细菌、病毒侵袭的环境并没有因此得到改变。当然，医疗需要把握体内发热的度，现在说的是过早、过度治疗问题。有时发热退下来了，身体依然感觉疲乏无力，精气神不足，在于人体正常生理机制受到破坏，用药并没有恢复机能健康状态之本。国内外医学专家提倡慎用或者严格控制使用抗生素，在美国还有硬性要求及相应违规处罚制度，不把使用抗生素及输液作为治疗感冒及相关疾病的首选。因为抗生素会破坏人的免疫机制，疾病之本就不易根治。医学的价值体现在帮助实现与增强人体抵御疾病的自然力方面，即体现在固本上。感冒发热、咳嗽等症状是疾病之标，人体内环境受到侵袭带来机能的不和谐不平衡状态是本。

西医外科手术在治疗一些疾病方面确实有独到之处，也能取得比较满意的效果。但也存在许多困惑之处，有的还在争论之中，有时治疗满意度并不高。从根源上讲，还在争论病原灶和病原之间的关系问题。从理论上讲，病灶被切除掉，病根应该得到消除，但病变的部位不一定就是病根，它可能是细菌、病毒集中聚集的地方，但它还有通路，还有致病源。阑尾、扁桃体这些器官发炎是人体正常免疫机制起作用，是体内环境不协调不平衡的表现形态，并不仅仅是器官本身的原因。这些组织器官被割除，人体的免疫机制受到了损伤，人会更容易生病，只不过再不会有阑尾发炎、扁桃体发炎这些病名了。又如患者得了胆囊结石，手术切除了，胆管是不会再有胆结石发生了，但生成结石的因素及连接胆囊的脏器、管道还在。所以，实施了胆囊切除术的患者，在一两年或三五年，甚至十余年内还会在胆总管、胆管、肝外胆管内长结石，有的人甚至会做好几次手术。

再举例治疗冠心病所做的支架及搭桥手术。给心脏放支架，是因为心脏动脉血管堵塞了。支架就是人为撑大血管，让血流顺利通过。血管壁越撑越薄，有可能破裂。放支架是对于心肌梗死患者解救的临时手段，支架并不能让斑块消除，也不会阻止斑块生长，只是把斑块挤到了一边。放了支架，对血管内膜还有损伤，血小板凝聚更容易长斑块、血栓。冠心病的病理机制是血液黏稠度增加或血管硬化，或两者兼而有之，导致血流不畅以致出现堵塞现象。支架或搭桥扩张血管所起的作用只解决眼前一时性问题，还不能根治疾病，能维持多久，还要看病情发展，因为体内血液黏稠度高或血管硬化问题没有得到解决，还会有新血栓形成及堵塞的可能性。

三

# 中 医 学

## （一）历史沿革

  中国作为世界文明的发祥地，很早就有对疾病认识和治疗的记载。如《淮南子·修务训》关于神农尝百草的记载，人类在狩猎和畜牧活动中发现了动物药。夏商周时期就存在着对人体直观的外部形态的认识，这种认识已经深入到了内脏器官的某些结构，由局部认识深入到人身整体的生理活动现象。《内经》奠定了中医学理论基础，对后世影响深远。秦汉是中国医学史上的里程碑，主要表现为东汉张仲景的《伤寒杂病论》确立了中医辨证论治的基本理论。西汉的淳于意形成了早期医案淳朴的学术风格，华佗用麻沸散施行外科手术启迪了外科医学。晋代王叔和的《脉经》、魏晋时期皇甫谧的《针灸甲乙经》发展了诊断学和针灸学的基础理论和实践规范。陶弘景的《本草经集注》对前代本草学成就进行了整理，开创了本草分类的新方法。隋唐五代时期，医药学术和疾病防治的研究越来越细，形成了完整的教育医学体系。金元四大家的学术争鸣与创新，开创了中医学发展的新局面。到了清代，中医与世界各国医药的发展相比仍略胜一筹。以叶天士为代表的温病学派在治疗和预防传染病、降低死亡率等方面效果显著。中医学是我国劳动人民和历代医家与疾病做斗争的经验概括，有独特的理论内涵与宝贵经验。自汉代张仲景六经辨证体系创立以来，治疗方法的运用等方面不断充实，中医学的辨证施治理论体系趋于完善。

## （二）中医内涵

中国人历来讲"名正而言顺"。"中医"之称谓，目前可考最早是出现在《汉书·艺文志》，曰："经方者，本草石之寒温，量疾病之浅深，假药味之滋，因气感之宜，辨五苦六辛，致水火之齐，以通闭解结，反之于平……故谚曰'有病不治，常得中医'。"这是"中医"一词的出处。《汉书》言：中医经方的目的是"以通解结，反之于平"。也就是说以平衡为桥梁，而达治愈疾病之目的是为中医。与《周易》的"中道"、《尚书》的"允执厥中"，以及《礼记》的"中庸"的中，在哲理意义上是相似相通的。医理从道，医术从变，医德从善，施针施药从时，能沟通连接乃至纵横捭阖与道器之间的医术，是为"中医"。

《黄帝内经》是集中医基础理论、预防、养生、诊断、治疗于一体的中医奠基之作，被尊为中医"医家之宗"。而《内经》对于中医医者的基本要求是什么呢？是"三不知不可以为工"的标准。即"不知年之所加，气之盛衰，虚实之所起，不可以为工也"。"气之盛衰"指一年之中四时之气的变化；"虚实之所起"指的是病因病由。《内经》特别强调天文历法与四时之气对中医的要求，与西医是技术相比，中医不仅是技术，中医更是文化，是哲学。中医文化首先讲的是道，是世界观，又是方法论。《大学》有言："物有本末，事有始终，知其先后则近道矣。"那么，中医道理的根本在哪里呢？是"道"。《易经》曰："一阴一阳之谓道。""形而上者谓之道。"天地是由"道"而生，而"道"是天地万物的造物主。故老子曰："道生一，一生二，二生三，三生万物。"一切源头活水都是"道"，"道"为生生之源。老子讲："道可道，非常道。"道不可以一个具体的称谓概念去表达或描述它。道在天地万物中，在阴阳五行的哲理中，在太极、八卦、河图、洛书这些抽象符号中，在奇偶之数中，在时空中，在昼夜寒暑秩序中……"道"无时无处不在。"道"即是产生一切的根源，是认知一切问题的总开关，"道"是中华文化的根脉。

中医是怎样体现和运用"道"的呢？以道论养生，以道论诊病，以道论治病，以自然之道论养生之道，论治病之道。《黄帝内经》以天文历法为理论基础，以阴阳学说为经，以五行学说为纬，并将精气神学说贯穿其中，自始至终"以道论之"，把人放在时空万物之中，秉持时空物人系统的、全面的、完整的认识论，坚持以时空论病及观象比类的方法论，充分阐释了中医学天人感应观、生命宇宙观，形成了针对阴阳状态属性进行调控、以药温凉热寒之性纠体寒热虚实盛衰之偏的用药思想和方法论。

评述：国人科技思维占据主导。国学底蕴浅薄，认识中医之道是有难度的。而实证科学思维与中医道的概念和内涵不是一个层次、一个境界，源于"形而下之器"与"形而上之道"的差异性。"形而上之道"是哲学理念，"形而下之器"是科学性认知。与现代科学的认知习惯比较，中医被认为不科学。对于不科学的认知，有两方面的解读：其一，"形而上之道"的理念与科学相比，不是类同的内涵，说"形而上之道"不科学，正如说人不是物品一样。科学追求确定性、清晰性、规范性、标准性的知识体系，而"形而上之道"的真知，指的是科学的根基概念，是境界之学的哲学，哲学的价值绝大部分在它的极不确定性之中去追求。哲学是本与体，科学是末与用。其二，把"形而上之道"的认知说成不科学是贬义，源于科学是好的东西，有正面价值评判功能。如果缺失对中国传统文化尤其是中国哲学的认知，要正确认识与深刻理解中医之道，就会生疑，在以后的章节中还会有对于这个问题的论述。

由于对于"形而上之道"与"形而下之器"的概念及两者的关系并没有也不易从根本上弄清楚，源于缺乏实践的体悟及真知的智慧，一旦接触到西医尤其是西医生理学、病理学、诊断学、药理学、西医病名及治疗方法等，就会出现思维上的断裂及混乱现象，这是科学头脑主导的结果。随着时间的推移及感悟能力的增强，从层次、范畴、境界上弄清了"形而上之道"与"形而下之器"的概念及其两者关系，形成了科学是末、哲学是本的思维理念且认知度高，就会增进对中医"道"的把握及中西医关系的认识。

## （三）中医精髓

中医学与国学文化根系一源，相融共生。"在中医理论中，阴阳五行的哲学概念与医学的具体内容紧密结合在一起，体现为生命活动中客观存在的相互关系。这一方面保留了阴阳五行的高度概括的哲学意义，成为中医理论体系中的纲领；另一方面，与医学内容相结合，成为人体某些物质和功能的概括"（元文玮《医学辩证法》195 页，人民出版社 1982 年出版）。

### 1. 阴阳属性

中医对人体的生理、病理、结构、功能、致病原因、发病途径和发病趋势的认识，都是在阴阳学说对立统一中把握发展变化的规律性，阴阳学说是中医学极其重要的指导思想和理论体系基础。《素问·阴阳应象大论》极其深刻地指出："阴阳者，天地之道也，万物之纲纪，变化之父母，生杀之始本，神明之府也，治病必求于本。"人生有形，不离阴阳。

评述：面对世界上事物和现象的复杂性及其认知上的困难度，中国文化把其归结为事物的阴阳属性。事物的属性是如此，人的生命现象也是如此。中医阴阳学说的认知与追求科学精神的西医学相比，在宇宙观和方法论上有其独到之处，该独到之处在于其系统状态属性，确切地说是生命宇宙观。如关于食物对人体有益作用的认知，西医学讲的是化学成分及药理作用，中国文化及中医学讲的是寒热温凉四气（也叫四性）。对于维护生命健康与治疗疾病，哪个认知更为科学呢？如果单凭营养的化学成分分析，饮食对于健康就会出现问题。如热性食物对于需要补充相应物质营养成分的热性体质来说，常用多用则不适宜。否则，就需要坚持吃水果（凉性）、饮绿茶（凉性）等方法以抵消食物之热，才不至于上火。海鲜类等寒性食物对于寒性体质来说，常吃或多吃也不适宜，这类体质的人需要坚持用如大枣、核桃、山药等温性食物及中药调理，才能抵消寒性之弊，从而有利于身体健康。茶叶分类标准很多，最根本的还是温凉两性，依据茶叶营养物质的化学成分分析，不区别茶的温凉两性，对不同体质的人就有不同的影响，这源于人体阴阳属性上的差异。中医生命宇宙观与中国文化相融共生，中西医的差异是文化上的差异，是思维方式上的差异，是在认知境界、范畴、层次上的差异。

健康的本质是和谐与平衡状态，疾病源于体内环境阴阳的不协调不平衡。钟南山院士讲，在中医眼里没有病的概念就是这个道理。中医将疾病归纳为阴阳、寒热、虚实、表里八纲状态模型的智慧，与西医注重微观及局部相比，其境界、范畴、层次均不同。世界上的事物千差万别，但其本质都可以归结为两个方面的矛盾属性，如科学研究中最基本的概念，数学上是加与减，物理学上是正电与负电，化学上是酸与碱。世间事物千姿百态，基本可归为两类性质，如上与下、高与低、长与短、左与右、气与形、正与邪、真与假、生与死、静与动、奇与偶、浮与沉、出与入、升与降等两类属性，中国文化的根本精神将这两方面的属性归为阴阳概念。计算机有极其复杂的原理，但却根源于简单的二进制，即 0 和 1。对于生命现象的复杂性，中医生命宇宙观从健康及防病治病角度，将其精简为表里、寒热、虚实、阴阳对立的属性，称为"八纲"，进一步浓缩为阴阳属性，这是民族先哲长期实践经验的总结。这是看问题的视野，即宏观把握。也是一种智慧，蕴含的是系统状态模型。面对认知生命健康现象的困难，中医学融汇中国文化的根本精神，从自然现象及实践经验中找到了科学的宇宙观，这就是阴阳属性的生命宇宙观，这是"大道至简"的智慧。

**2. 阴阳的对立统一**

《内经》在认识到阳气对人体至关重要的同时，也认识到阳不可能离开阴而单独存在。人体的阴主要以有形物质的形式存在，阳气的存在必须以阴精作为基础，没有阴精就不可能化生阳气，而阴精不断产生和累积又是阳气功能转化的结果。《内经》认为，生命体必须经常保持阴阳之间互相协调的动态平衡关系，才能维持正常的生命运动。阴阳的相对平衡就是健康，阴阳失调即产生疾病。《素问·阴阳应象大论》说："阴胜则阳病，阳胜则阴病，阳胜则热，阴胜则寒。"《素问·调经论》说："阳虚则外寒，阴虚则内热。"大自然的阴阳运动，要彼此平顺固密，否则四时气候循环更替规律破坏，地球生物的生存条件就不存在了。人体自然环境的阴阳运动也同样必须保持运动中固密平衡。《内经》所谓"圣度"，就是指整个自然界的阴阳协调作用下的动态平衡。大自然达到圣度，则四时循序，五谷乃化；人能达到圣度，则精神乃治，病安从来？人如何达到"圣度"境界，内能恬淡虚无，精神内守，外能饮食有节，起居有常，不妄劳作，方可形与神俱。果能如此，就能"苛疾不起，是谓得道"。

评述：阴阳的对立统一，针对的是物质的功能运动状态属性。哲学上，为什么说对立统一学说是核心，要以对立统一规律引领哲学的其他规律和范畴？与中国文化和哲学相融，对立统一学说成为中医生命力的精髓，这是抓住了宇宙与生命的本质和规律性。中医治病着眼于从宏观的视野，形成并加以运用了系统状态模型，着眼于调节功能属性的不和谐、不平衡，从而臻于和谐平衡状态。中医的针灸及中药"以药之寒热温凉之性"纠人体"阴阳寒热盛衰之偏"的方法，践行的就是调节阴阳对立统一功能状态的理念。生命健康状态，阴阳的对立统一表述为阴阳的和谐与平衡，这就是"阴平阳秘"。疾病的产生，阴阳的对立统一表述为阴阳的不协调和不平衡状态，这就是"阴阳失调"。阴阳失调表现为，阳胜则阴病，阴胜则阳病，阳胜则热，阴胜则寒。现代科学研究的化学成分和药理作用与"以药之性纠体之偏"之道是不同的内涵、层次与境界，这是"器"与"道"认知境界上的差别。阴阳属性的互补性，阴阳的对立统一及五行生克理念的生命宇宙观，是中国文化的根本精神，也是中医的核心价值观。对此，"科学"头脑无法认知，现代科学不易证明。信奉科学的胡适先生自己也暗思，也许这就是科学与所谓"不科学"的差异。

阴阳对立统一学说就是哲学上的矛盾对立统一，学习过哲学及国学文化深厚的人很容易认知与把握阴阳对立统一的中医精髓。可惜的是，有人学习哲学，记住了哲学的基本概念是理论化、系统化的世界观，是自然知识、社会知识、思维知识的概括和总结，是世界观和方法论的统一，却没有真正把握哲学的真知，学哲学没有形成智慧。加上受的教育重科技轻人文等原因，不少人现代自然科学（实证科学也叫理性科学）思维占据主导，有一个科学头脑，因而对中医"形而上之道"学说认知度低，这源于没有把握哲学的智慧，也就难以把握中医"道"的根本。大家都知道，科学是知识，但知识不等于智慧。

**3. 五行生克学说**

中医学运用"比类取象"的方法把人体的脏腑及其组织器官，按其性质和作用分别归类于五行之中，进而说明脏腑及其组织器官的属性及相互关系。五行生克学说的核心理念是把人体作为一个整体来看待，强调彼此之间的相互关联性。这种关联性又是动态的，即活的整体。如果说阴阳对立统一学说纵贯《黄帝内经》，构织了《黄帝内经》的经线系统，那么五行生克学说就是横贯《黄帝内经》的纬线系统。五行生克是一幅自然界相互联系、相互制约的简图。五，是指木火土金水五种最基本的物质；行，是指这些最基本物质的运动变化。五行一方面在运动中依次相生，另一方面却又在相生中互相克制、互相制约。任何一行都不可能无止境地生长，总会受到与之相关的其他行的制约。五行相克的次序是：木克土，土克水，水克火，火克金，金克木。在五行相克中同样存在着"我克""克我"的关系。四时时序的转移对自然界生物的影响形成了春生、夏长、秋收、冬藏的生长发展规律。五气，指五脏的生理功能活动，由五气化生五志，即心主喜，肝主怒，脾主思，肺主忧，肾主恐。

五行完全建立在天地人三位一体的整体恒动观的基础上，所追求的是自然环境在变化运动中的同步和协调。人体这个有机体内部也同样有着五行相互滋生、相互制约的关系。即心火由肾水调节制约，肺气由心火调节制约，肝气由肺气调节制约，脾的运化由肝的疏泄调节制约，肾气、肾精的盛衰由脾胃运化产生的水谷精微的多少调节制约。如此循环不已，形成了人体五脏有机调节系统。

评述：中医阴阳的对立统一阐述的是人体功能状态属性，五行生克学说则是人体功能状态属性的进一步细化、具体化。中国文化将事物的属性，按其性质和作用的特性归为五行，即金木水火土五类。中医运用五行特性及作用状态，对人体生命功能状态进行分析和归类，形成了以五脏为中心的生理、病理系统性属性理论，五行生克学说是集中体现。这种系统论的认识方法，不仅从生命小宇宙宏观的视野把握人体脏器之间的功能状态，也为诊疗疾病提供了方法论指导。

### 4. "以药之性纠体之偏"之道

中医治病之道与西医治病之理是不同的内涵，认知层次存在差异。这种差异表现在功能属性与结构属性、功能状态与结构形态上的差异，这是中西医认知差异的根本。与中国文化将事物属性归为阴阳类同，中医把人体生命现象及疾病也归为阴阳属性及其关系，即阴阳的对立统一及五行生克关系，这就是中医的生命宇宙观。疾病的性质表现为阴阳的寒热盛衰，中医治疗上以药寒热之性纠人体热寒之偏，是阴阳学说在医疗实践中运用的方法论。对于中医生命宇宙观，求力意志的现代科学和西医的生命科学观不能解读。中医治病的方法论，实证"科学"头脑无法认知。

**吃干馍有助于促进胃的消化功能，能治胃病。长期饮用面汤，有益于胃病的康复，这是什么机理呢？按照现代科学的观点，干馍及面汤的主要化学成分是碳水化合物，那么吃碳水化合物就可以了，但食用其他淀粉食物就不如干馍及面汤调理胃病效果好，为什么呢？治胃病的机理在于，干馍能更好、更有效地适应与促进胃肠蠕动。热面汤也更适宜于胃的蠕动消化机制，这就是中医关于面汤具有顾护胃气功能的认知，因而治胃病不是局限于碳水化合物的认知层次。三七、人参、鹿茸等中药含有增强人体免疫功能的化学成分，有的人据此将这些药作为保健品长期来用，热性体质之人就出现了问题。1994 年，日本学者运用小柴胡颗粒治疗肝脏疾病出现了问题，所研究颗粒的主要药物柴胡、黄芩的化学成分是柴胡皂苷 d，简称 SSd，而 SSd 具有一定毒性，能损伤肝细胞，有溶栓作用等。小柴胡颗**

粒是中医为"少阳病"而设，具有清解胆热、和解少阳之功，用它治疗肝脏疾病出现了问题，在于没有用对证型，体虚体寒之人不宜使用。日本明治维新以后，汉方医学轻视甚至背离中医理论，由"方证相对论"滑向"方病相对论"，使用中药一个方剂对应一个西医病名，导致治疗效果不可靠，连遭非议，处于被剔除于健康保险用药之列的危机中。在国内，也存在"方病相对论"，甚至单味中药与西医病名的对应理念，这都是"科学"思维。现代药理研究证明，柴胡、黄芩等药具有毒性，就认为这些药无益于护肝保肝，这也是"科学"思维。但在中医的世界里，对于具有肝热胆火上炎的"少阳病证型"的肝胆疾病、肠胃病、感冒、发热、呼吸系统疾病及传染性疾病等，辨证用药具有很好的疗效，满意度高，损肝、溶血等毒性均不复存在，这是为什么呢？这就是中医药寒热温凉之性纠人体阴阳盛衰之偏的"形而上之道"。应用小柴胡颗粒出现的问题，在于证型不对，以此保肝、护肝之法背离了中医"辨证论治之道"。小柴胡颗粒在肝胆肠胃等疾病上的应用，不能局限于对其化学成分及药理作用的认知；中医学界"废医存药"的错误及危害就在于对此认识模糊含混。

国内也出现过使用马兜铃、槟榔、半夏等中药中毒的案例，后来证实是由于炮制不合格，或者药量过大等原因造成的，这是医疗中出现了事故，不能由此诋毁中药治病的机理，更不能由此诋毁中医治病之道。西医治病出现的事故、用药带来的问题很多，但诋毁中医的人就是这样偏执一隅，固执一方，根源于"科学"的头脑没有把握中医"道"的根本。

**5. 治病必求于本**

认识"治病必求于本"的理念，就要理解"本"是什么。疾病是以患者不适症状及医学诊断包括仪器检查发现的病变形态为依据，所有的病都是个名，都是现象。疾病之本可以表述为是人体内环境受到侵袭，免疫机能及正常生理机制遭到损伤带来的不和谐不平衡状态。现代仪器设备检查作为中医学诊断上的辅助或延伸，为中医学把握人体机能状态的确定性、清晰性提供参考与辅助是有益的，有助于对疾病质与量的掌握，但是西医的检查结果是疾病表现出的现象，不能定性为本质性的东西。

　　疾病之本，是类的概念，不是一个单一病名，也不局限病灶细微处。本体现的类是根本、本质的内涵。临床实践中，有时西医治好了病，身体检查指标正常，但患者感受不是很好。治疗肿瘤采取的方法与手段，有时虽然解除了客观的病灶，但病人自我感受依然痛苦。这些都是源于没有治愈疾病之本，人体正气受到损害致使人体整体机能没有得到很好的恢复。中医通过分析归纳形成的阴阳五行状态模型与本是同类的概念，中医辨证论治（辨病之证型而不是病之症状而采取治疗原则）体现的是从现象看本质、从结果查原因的世界观与方法论，践行的是治病求本的理念。中医诊疗针对的本是体内环境的不和谐、不平衡，使之臻于和谐、平衡状态，即人体生理机能机制恢复至正常状态，功能性及精气神是其表现形态，中药治疗、针灸、正骨等诊疗观点及健康理念，就是例证。一些疾病如肿瘤病灶的完全解除是很困难的事情，中医治本重视的是人作为有机体功能状态的恢复，表现在人体没有什么不适症状及精气神的恢复上，表现在生活属性、功能属性的正常状态，这就有了生命健康可与癌细胞共存的理念。因而，中医治本蕴含有固本，而不是对本的损伤和破坏。这个本，西医讲是人体正常生理机能及免疫机制。中医讲是人体正气，是阴阳升降出入的和谐与平衡。

　　病人感冒出现发热、咳嗽、流鼻涕等症状及吃了不洁食物出现拉肚子等症状是标，而人体内环境受到破坏招致不和谐、不平衡的状态是疾病之本。西医对症状进行治疗，在追求精准、清晰、规范的方向上发展，关注微观及生病的细胞，在一定程度上轻视整体机能状态，看似精准却偏离了疾病之本。中医根据病人不适出现的症状，着眼于系统性状态模型——证型，立足调节功能的不协调不平衡使之达到和谐平衡状态。这样治疗的结果，病人表现的症状之标解除了，人体生理机能也恢复到健康状态，即根治了病源。有的时候，有的病情不需要完全受仪器检查结果支配。人的精气神的恢复，中医称之为"阴平阳秘"，在中医眼里没有"病"的概念。

现在的体检方法对生命大健康理念与目标的价值，有必要进一步研究与评估。

## （四）从实证科学看中医直观

实证科学对于社会进步及医学认识疾病具有革命性作用，是很值得称道的。实证科学是清晰的，看待事物非此即彼，即总是把彼此分得很清楚并对立起来。西医学在无法诊断或诊断不确定的情况下，就无法进行治疗。相信检测设备是机械的医学理念，有些病仪器根本检测不到，一些患者却很痛苦，这在医疗中会常遇到。有时检测到的病灶也是局部的，还不是人体本质的机能状态。仪器是健康与疾病的裁决者，患者是这样的认知，医生也是这样的思维。很多人的科技的思维方式成为习惯性思维，并把这种实证科学的思维说成是唯一的、绝对正确的。

与西方自然科学思维不同，中医是靠直观直觉来体悟健康与疾病发展规律的，是建立在直观体悟的基础之上。直觉思维作为一种心理现象，是直观与体悟的统一，不仅贯穿于日常生活中，也体现在科学研究中，直觉与灵感往往成为许多重大发现的先导。即科学家总是通过直觉建立假说，然后才有发明创造。著名物理学家马克斯·玻恩（Max Born，1882—1970，德国著名理论物理学家）认为"实验物理的全部伟大发现都是来源于一些人的直觉""想象力比知识更重要，因为知识是有限的，而想象力概括着世界上的一切，推动着进步，并且是知识进化的源泉"。德布罗意（Ducde Broglie，1892—1987，法国著名物理学家）说："想象力和直觉都是智能本质上所固有的能力，它们在科学的创造中起过而且经常起着重要的作用。"

中医学直观思维存在含糊混沌等特性。过去认为，中国传统文化包括中医学理念那些模糊含混和神秘主义的思维方式，是与实证科学思维方式相对立的，是不科学的。但是，**现代科学的发展，越来越发现实证科学的方法远不是完满的，更不是唯一的。许多科学家在研究中碰到用实证科学方法无法证明和解释的问题时，正在越来越多地到东方传统文化中那些**

模糊、混沌的理论与方法中去寻求解答，并且取得了相当可喜和可观的成果"（《中国文化的根本精神》一书，见290、291页）。

评述：中医直观思维有其缺陷性，按照科学全面性认知理念，人们对事物的认识需要了解实证性的东西，要把握相对性及事物的量，按照恩格斯的观点，需要经过形而上学阶段。认识微观、局部、结构及静止的东西，有助于把握宏观、整体、功能及动态性。西医运用现代科技的仪器设备及化验手段，科学的数学化有助于对疾病性质的量的把握，具有清晰性，有科学头脑的人对其认同度高。现在的问题是，西医实证科学绝对化，发展方向走向极端，诊疗局限于局部病灶，离疾病近，离对病人的把握却远了。例如，西医学完全受支配于仪器检查与化验，忽视患者自身感受及生活功能属性，治病的出发点与目的实现不能趋于一致。注重疾病的结构形态，轻视病人的功能状态，过度治疗就是例证。践行生命大健康理念与目标，医学不能偏离生活功能属性及自然性理念。现在医疗出现的问题在于过度治疗破坏了生命自然属性、功能属性，就无从谈起生活、健康与长寿之道。自然的就是合理的，也是科学的，这是科学的真知及医学价值所在。世界大宇宙观与人体生命小宇宙观具有类同的性质，而且，大宇宙与小宇宙是相互关联的，这就是"天人合一"理念，这些有助于认识直观思维的智慧。

## （五）中医超越现代性

西医学及现代科学打着科学大旗，把一切没有理性科学根据的说成是不科学的。一些学者对此评论说，科学不能解决人类精神方面的问题，这也是20世纪30年代发生的科学与玄学之争延续至今的原因。西医对单一因素疾病或单一基因缺陷性疾病研究出的疫苗或抗生素治疗是成功的，西医的科学性及治病神威高效是很值得称道的。但对于多系统、多器官性疾病，尤其对多种代谢性疾病、非传染性疾病等，西医在治疗上感到很棘手，效果并不满意。人体生命现象，一不是机械的物理现象，也不是化学现象；二不是单线的和直线性的关系，是复杂系统；三人体生命现象之人文性非任何复杂系统所能比拟，不是实证科学（理性科学）的还原论所能把握的。人类社会发展至今，人类对生命现象等复杂系统的认识远不成熟、不完善、不全面。

中医学阴阳五行学说是道、是境界、是智慧。中国哲学家冯友兰提出的境界理论被看作是哲学的核心，这种境界就是人与宇宙是万事合一。融于中国传统文化的中医学，核心在于"道"的哲学思想，这种哲学思想与以经验分析为特征的西医还原论认识是形而上和形而下的关系。后现代主义哲学思潮及以系统论为特征的复杂性科学，是对以还原论为特征的实证科学的超越，中医超越现代性的特点明显。在近代形而上学指导下的实证科学无法解释面对的问题时，后现代主义哲学及人文学界都在认真地从东方尤其中国传统文化中寻求答案。融于中国文化的中医学的直观及谈玄说道，成为现代科学发展的理论"源泉"。当代著名化学家伊利亚·普里高津（Llya Prigogine，1917—2003，比利时著名物理化学家）在《从混沌到有序》序中说："中国文明具有了不起的技术实践，中国文明对人类、社会与自然之间的关系有着更深刻的理解。"**美国物理学家卡普拉说，西方科学家辛辛苦苦走了几百年的道路，回过头来看东方的神秘主义里早已经提出来了，它显示了中国文化的智慧和中医学的智慧，这种智慧已经超越了现代性。我们翘首学习主导全球化的西方现代文明，而现代文明的领头羊正在从中国医学、中国哲学、中国文化的直观中，寻求解决西方科技面临难题的理论源泉。相比西医的现代性、科学性，中医学更具有超越性。用具有现代性的现代科学及西医学来证明超越现代性的中医科学性，本身就存在缺陷性。**

自18世纪西方资本主义启蒙运动以来，300多年的历史被称为现代化的历史。这段时间，新科学技术革命极大地促进了生产力的发展，人类对自然的控制能力大大增强。与此同时，具有现代化特征的现代科学包括西医学的局限性和困境，是科学万能的"工具理性"使人文精神的"价值理性"边缘化造成的。这样，一切都成了工具，自然界和人也变成了工具。现代化带来的日益严重的社会问题滋生了消解"现代性"的"后现代主义"思潮，即要求对"现代性"解构。西方现代性提倡理性，维系结构。后现代主义以逆向思维的分析方式推崇边缘、平俗、解构、非理性等。后现代主义哲学是后现代主义思潮的理性基础，"人人皆话语，个个谈文本，解构不离手，颠覆不离口"是西方后现代文化的表征，这对我们认识现代性、现代化的工具理性及融于西方科技的西医具有很好的启迪作用。**后现代哲学的反基础主义理论倾向，其主要特征就是质疑现代性、否定现代性和超越现代性。后现代哲学高扬价值理性，主张后现代是人与人、人与自然和谐共处的时代。在医学上，自然医学派受到重视。这种发展趋势在西方被称为是第二次启蒙运动，有的学者称之为"后现代性"，这在一定程度上反映出对西方现代科学及西医学理论的反思与变革倾向。对现代性的解构，有助于对中医学超越现代性特质的认识。**

　　评述：提及超越现代性或后现代性的概念，不少人还是陌生的。民族走向复兴，我们仍处于现代化阶段。对于科学、现代性、现代化的认知还是局限于艺和技的层面，我们的现代化主要指的是科学技术现代化。我们提出理论自信、制度自信、道路自信、文化自信，并不因为现代化而失去中国特色，这是最根本的东西，不能因为现代化而改变，否则就是西化。西方普世价值观在全球化进程中受到抵制，就是因为一体化、信息化为特征的全球化不能改变和抹杀民族特性，民族特性中文化是最根本的方面，是骨子里的东西。民族的多样性、文化多元性才是最根本的，是未来发展趋势，也是超越现代性的本质。与现代西医不相容的中医学，与中国文化相融共生，体现的是中国文化的根本精神。质疑、否定和超越现代性的后现代主义及复杂性科学，都不约而同地从中国文化中吸取智慧之源，这是认识中医超越现代性的视野。

## （六）从系统论看中医

　　在后现代哲学中，有一种哲学解释学的解释理论。赵光武在《北京大学学报》（哲学社会科学版 2004 年 4 期）上，在对解释理论的复杂性解读中谈到，认知过程是通过不同视域之间既竞争又协同的交融结合而实现的，具有动态性和自我超越的自组织过程。文中指出，人的认识不是一个均匀展开、单向直进的线性运动，而是一个认识、融合、再认识、再融合的曲折前进的非线性过程。解释学排斥"客观主义"与"实践主义"的思维方式，对人文科学的研究方法照搬自然科学化持否定态度，这与对当代科学既高度分化又高度综合趋势的认识有关。科学面对的大量事物和现象具有复杂性，对人体生命现象的研究更是一个复杂性的学科，更何况人体生命现象具有的精神性、心理性及人文性，其复杂性程度会更高，远远超出我们的想象。

15 世纪中叶以来的 400 多年，以经验分析为特征的近代科学一直沿着还原论的方向发展，用经验分析的方法，把整体分解为部分，把高层次还原到低层次，按照从大到小、从上到下、由浅而深的顺序来认识事物，探索宇宙的奥秘。但是，**"在事物的相互联系、相互转化过程中，由于部分整合为整体、低层次结合成高层次时，它们在游离状态下呈现出来的许多特性会被屏蔽、束缚起来"**（《哲学来自非哲学》，《赵光武自选集》318 页）。经验分析阶段，现代科学用分析、分解和还原的方法不断地把整体分解为部分，把高层次分解为低层次。这种方法把一个个部分弄清楚以后，再把他们累加起来，就形成了整体的面貌，这个整体不会大于部分的综合。它把部分之间、层次之间简化为可加、可分的单线性关系，简化掉了复杂性的非线性关系。这种方法对于认识物理、化学等简单系统是有效的，但对于认识生物系统、人体系统、社会系统及人与自然关系等复杂系统，就存在缺陷。比如生物系统的"生命力""活力"不是物质要素自身固有的东西，它是物质要素相互作用的结果。人工生命的倡导者兰顿说："无论核苷酸、氨基酸或碳链分子都不是活的，但是，只要以正确的方式把它们聚集起来，由它们的相互作用涌现出的动力学行为就是被我们称为生命的东西。"（《系统科学与工程研究》，许国志，175 页）这种观点，对于我们认识中医脏器的功能，认识中医"无器不有"的升降出入之"气"和经络学说等，很有启迪作用。

还原论方法生物学揭示了生物遗传密码，但未能解开生命起源的奥秘，还原论的方法解释不了生命的本质，它也不能全面和精准地认识人体疾病发生发展的规律性。西医以还原论为方法认识人体生命现象及疾病的本质，从物理学和化学角度来看人体，这是医学的力学机械论。全国政协副主席、中国工程院院士韩启德在"医学是什么？"的演讲中谈到："西医学取得的进步，部分是碰运气让还原取得的成功。还原得越细，整合越困难，为什么？因为系统一旦被分割，会丧失信息，还原程度越高，信息产生的失真越严重，而现代科学到现在没有建立描述整体状态的体系。我们分解以后看到的再清楚，也不是我们人体真实工作状态。"韩先生质疑西医学研究的还原论模式，一是还原"路漫漫，何时了"，二是还原以后几乎不太可能把它整合起来。可以说，用还原论来认识人体等复杂系统已遇到了不可逾越的障碍。早在1924—1928年，美籍奥地利理论生物学家冯·贝塔朗菲就强调，应当把生物机体当作一个整体或系统来考察。钱学森对中医情有独钟，认为系统论可以为认识中医学提供帮助。实际上，系统性是医学革命性变革的发展方向。

西方科技界及人文界都充分认识到，在细胞中的分子与处于非细胞实体中的分子并无两样，令人迷惑的"生命力"或"活力"只能是物质分子按照细胞这种结构模式进行组织所带来的涌现性。它们不违反量子力学规律，但不能完全归结为量子力学规律。理论生物学家贝塔朗菲深切体会到，当自己对生命中各分子都了解清楚时，对生物的整体图像反而模糊了，"我们被迫在一切知识领域运用'整体'或'系统'概念来处理复杂性问题"（《一般系统论基础发展应用》，冯·贝塔朗菲著，林康义、魏宏森等译，第2页）。系统论、复杂性科学不仅对认识中医学提供有益的启示，也为认识其他复杂系统提供解决问题的有效方法，如对地震的预测等。过去，受还原论思想束缚的科学家认为地震不可预测。问题可能在于现有知识框架，即地震预报的困难是因为地震的复杂性，其成因机理超出了现有知识框架。所谓改变知识框架，实质上就是需要实现科研方法论的转换。**赵光武在《哲学来自非哲学》一书中谈道："用现代系统论即涌现论的方法，来认识和应对地震这个复杂的开放巨系统，就能切实地重视非线性、随机性、不确定性和对初始条件敏感依赖的混沌性，从更大范围、更深层次和更复杂关系上，观察问题，分析事物，从而做到比较完整准确地认识和应对地震灾害。"**（见书中第 402 页）复杂性科学即系统论的出现，为人类认识人体生命现象及复杂的社会现象提供了转换的方法论。

## （七）中医与模糊数学

长久以来，国人心目中认可的科学就是以求力意志为特征的实证科学或现代自然科学。自然科学描绘的事物及世界图景的数学化、机械化，是清晰的、精准的，又是规范的。这种科学思维方式在人们心目中根深蒂固，已固化为对科学评价的标尺及认识事物的模型。现代模糊数学的诞生，为认识与中国文化相融共生的中医学提供了一个新的视角。对于信奉实证科学的人来说，不会怀疑模糊数学的科学性，因为它是理性科学，理性科学是靠得住的。模糊数学，已成为数学教学内容之一。了解模糊数学对于看待中医直观的生命现象模式是一种视野，也为正确认识科学范畴开辟了广阔境界。

**肯恩·威尔伯（Ken Wilber）在《事事无障碍》（*No Boundary*）一书中谈到，人看到海岸线，第一感觉就是海岸线把陆地与海洋分开了。如果换一个角度思考，你又会觉得海岸线是把陆地和海洋连在了一起。哲学认为量的不断增长会引起部分质及整体质的变化，因而，世界性事物和现象差异性的质与数学化的量不可分，人体生命现象特性亦是如此。西方人习惯于清晰、规范、标准的思维方式，这对于认识简单事物及其现象在一定条件下很有科学性。但对于认识复杂性事物，对于认识差异性大的生命现象，对于认识大量存在的不确定性及模糊性事物及其现象，显得相形见**

细。中国文化强调亦此亦彼，强调自然合理，自然就是本来状态，不需要统一量化的标准来界定。中国传统的思维方式着眼于实际面临的状况，面临的状况就是难以准确判明的情形。模糊数学正是针对社会大量存在着的模糊现象兴起的一门学科，它是自然科学研究的需要，更是社会生活实践发展的需求，也为认识中医学理论的科学性奥秘提供了思想工具。

模糊性指的是存在的不分明现象，如在平衡与不平衡、稳定与不稳定、清晰与不清晰、健康与不健康之间找不到明确的边界。以差异的一方到另一方，中间经历了一个从量变到质变的连续过渡过程，这样造成了不确定性。如果说概率与统计数学将数学的应用范围从必然现象扩大到随机现象的领域，那么模糊数学就将数学的应用范围从清晰现象扩大到模糊现象的领域。

### 1. 普遍的不确定性

人类对世界的认识总是在不断发展的，精准的数学方法对于推动科学技术进步起着不可估量的重要作用。但是，现实世界中存在大量难以用精确的数学方法解决的问题，这是西方自然科学面临的难题，也是西医学认识人体生命现象及疾病面临的困境所在。从西方科学发展史的角度，不确定性问题并不是西方科学界所接受与认可的，也是与自然科学的实证性或还原性相悖的。历史上，不确定性表示不良状态或者是不科学的，是科学界必须避免或者应该避免的状态。

以牛顿力学为代表的确定性自然科学，创造了准确描绘世界图景的方法，并将整个宇宙看作是钟表式的准确的动力系统，处于和谐、确定和有序的运动状态之中。从牛顿到拉普拉斯、爱因斯坦，描绘的都是一幅完全确定的科学图景。确定性的实证科学虽然有时承认不确定性，但那是因为产生不确定性的原因带来的测量误差，或者是由于科学的不发达，认知的不完全造成的，不是事物性质的面貌。确定性的自然科学，在相当长时间内固化和限制了人们认识宇宙的方式及其视野。19世纪末，物理学界、数学界等自然科学界就有人认识到，不确定性同样是一种科学状态。在当前物理学研究中，在牛顿力学中，不考虑不确定性的基础微积分已经被一种可以描述的不确定性理论，即概率理论描述的统计力学所取代，这种理论被称作随机不确定性。海森堡（Werner Heisenberg，德国著名物理学家，1901—1976）的测不准原理认识到，不确定性是客观世界的一种真实状态，与人类是否无知及科学是否发达无关。**当代西方学者已经认识到，客观世界中大量存在着的是不确定现象，这种现象愈来愈得到学术界的认可。无论在物理学、数学、生物学、医学等自然科学领域，还是在哲学、经济学、社会学、心理学等社会科学领域，在从事实证科学的确定性研究中，开始关注并研究世界的不确定性本质。科学界相信，不确定性是世界的魅力及其本质所在，世界可以肯定的就是不确定性，确定性才是相对的、暂时的和不完全的，这与西方哲学家罗素讲的，人类难以获得确定性知识体系的观点相一致。我们离开大学后，才逐渐意识到我们过去所学的关于一个特定问题的信息总是包含着不确定性。**

### 2. 模糊性表现形式

长时间以来，在西方自然科学影响下，人们认识与分类事物总是依据一定的标准或精确的标准对其界定，得出正确与否的结论。在现实生活中，大量存在着的是我们无法找出它们精确的分类标准。胜与败、对与错、好与坏、富与祸、高与低、大与小、上与下、升与降等事物和现象都是相对的，对其认识也是仁者见仁，智者见智。边界的模糊显示自然界的一种美观，美丽如画的奇山异石，就是证明。模糊性是不确定性在边界的表现形态，模糊性不一定不科学，而多数科学概念及事物和现象都是模糊性较为突出。科学家比喻说模糊概念在过渡区是亦此亦彼，在非过渡区则是非此即彼。清晰性与模糊性是事物矛盾的两个方面，模糊性是绝对的，清晰性是相对的。现实世界中的事物都具有模糊性，也都有清晰性的一面，所不同的只是表现形式及其表现程度而已，同一个事物在这个方面可能是清晰的，而在另一方面则是模糊的。随着科学的发展，那些与数学毫无关系或关系不大的学科如生物学、心理学、语言学和社会科学等遇到大量的模糊概念,现代实证科学无法解决。追求确定性知识的西医学在准确把握生命现象上存在困难,就是这个道理。换一个新的视野,如运用模糊数学的理念来认识西医和中医,有益于解决迷惑。

评述:我们常说数学使人精确,模糊数学是怎么回事呢?随着科学实践和人们生活的深入,人们认知世界遇到了越来越多的困惑与挑战,那就是科学追求清晰与精准,但遇到了大量难以确定的模糊性事物及现象,或者说用科学的清晰性理念认知世界遇到了不可逾越的障碍。科学家认识到,人们绝不能为迁就现有的数学方法而去改变事物的性质及规律性,而只能是改造我们的思维方式,改造数学。

## (八)中医与大数据

当今在大数据时代,模糊数学的应用和发展相应地提升到一个新的高度。模糊数学的理论及概念应用到大数据处理上,比如模糊聚类应用到大数据的聚类设计,运用模糊数学的理论用于改进大数据处理的算法等。西医的标准化核心是"数字化",而中医的标准化不但有"数字化",更具有"大数据化"智慧。"数字化"和"大数据化"大相径庭,不可同日而语。"数字化"是"大数据化"的基础,"大数据化"是"数字化"的提高和发展。

### 1. 方位数据化

《素问·金匮真言论》说:"东方青色,入通于肝,开窍于目,藏精于肝,其病发惊骇,其味酸,其类草木,其畜鸡……南方赤色,入通于心,开窍于耳,藏精于心,故病在五脏;其味苦,其类火,其畜羊,其谷黍,其应四时……中央黄色,入通于脾,故病在舌本;其味甘……西方白色,入通于肺,开窍于鼻,藏精于肺,故病在背……"这里用的是河图数,简化之就是:东方……其数八,南方……其数七,中央……其数五,西方……其数九,北方……其数六。

### 2. 生命数据化

《素问·上古天真论》说:"女子七岁,肾气盛,齿更发长。二七而天癸至……肾气平均……丈夫八岁肾气实，发长齿更。二八肾气盛，天癸至，精气溢泻，阴阳和，故能有子……"《灵枢·天年》说："人生十岁，五脏始定，血气已通，其气在下，故好走；二十岁，血气始盛，肌肉方长，故好趋；九十岁，肾气焦，四脏经脉空虚；百岁，五脏皆虚，神气皆去，形骸独居而终矣。"

**3. 运气数据化**

在运气理论中，生数和成数是其纲领，"数"也指五行数，五行数是指生数和成数相合而言。木、火、土、金、水五行的偏盛偏衰谓"太过不及"。太过是五行的气盛，用成数表示；不及是五行的气衰，用生数表示，其发病有一定的规律。

> 甲子　甲午岁：热化二，雨化五，燥化四。
> 乙丑　乙未岁：灾七宫，湿化五，清化四，寒化六。
> 丙寅　丙申岁：火化二，寒化六，风化三。
> ……
> 辛卯　辛酉岁：灾一宫，清化九，寒化一，热化七。
> 壬辰　壬戌岁：寒化六，风化八，雨化五。
> 癸巳　癸亥岁：灾九宫，风化八，火化二。

《内经》陈述五方及五行和物类是用河图方位数据表示，而陈述五运的太过与不及却用洛书九宫的方位数据表示。天干和地支也是数据，五运六气理论用天干、地支、河图、洛书、天地之至数将五运六气大数据化，创建了60年的大数据化数据库，用于预测某年某时将暴发传染病、自然灾害及其范围和规模，这个大数据不仅用于中医学，也可以用于气象、农业、畜牧业、养殖业、航空航天及工业等多方面。中医数据化的内容丰富多彩。"'大数据'应用于中医药的临床与科研，利用数字技术记录中医临床诊疗实践中大量的中医学知识和诊疗信息，并把这些信息用于分析中医临床诊疗的疗效和经验知识，将给这个领域带来革命性的变化"（摘自：刘保延《大数据给临床科研带来革命性的变化》，2013年10月28日《中医药报》）。

## （九）不为良相，即为良医

### 1. 出处

《国语·晋语》记载：春秋时秦国医生医和受邀为晋平公治病，医和四诊后对晋国大夫说："平公的病，是惑于女色所致，如此下去，晋国必亡。"赵文子问："医生也管国家的事情吗?"医和说："上医医国，其次医人，固医官也。"上医就是高明的医生，高明的医生首先治理国家，然后才是诊疗人的疾病，这才是医生的本色。良相治国平天下，良医悬壶济世，救死扶伤，治病救人。汉代医圣张仲景辞去长沙太守之职，转而行医时说过："进则救世，退则救民。不为良相，亦当为良医。"三国时期蜀相诸葛亮教育子孙处世为人要"进而为官，报效社稷，退而为医，造福桑梓"。宋代政治家、文学家范仲淹到祠堂求签，问是否可以当宰相，签辞表示不可以。《能改斋漫录》卷十三《文正公愿为良医》记载，范仲淹说："人生在世，唯有宰相和医生是最能造福百姓的。既然当不了宰相，那么，身在民间而能造福苍生的最好选择，就是当一名医生。"算命先生感叹道："你有这份心，日后定能成为真正的宰相!"相传这是后世"不为良相，即为良医"的由来。

### 2. 内涵

长久以来，就有"上医治国，中医治人，下医治病"的说法，把治国、治人与治病联系在一起，中医学治病与治人、治国道理相通。宋代大文豪苏东坡讲过，"物一理也，通其意则无适而不可。分科而医，医之衰也"（《东坡题跋·跋君谟飞白》）。只要把握理的内涵，可以运用于任何地方。古代对中医是怎样理解的呢?《汉书·艺文志》记载"有病不治，常得中医"。清代学者钱大昭注释《汉书·艺文志》讲，时下吴人尚曰:不服药为中医。曾国藩对儿子说，治心病以"广大"二字为药，治身病以"不药"二字为药。中医最讲究中正平和。《黄帝内经》说："上古之人，知其道者，法于阴阳，和于术数，食饮有节，起居有常，不妄作劳……"因和而生，和于术数，是中医的世界观。

**3. 要义**

（1）与文化相融的智慧

中医是技术层面的文化，文化是中医学的理论底蕴。《汉书·艺文志·方技略》对方技概念这样解读："方技者，皆生生之具。"生生之具，也有生生之理，二者结合成"生生"之学。在谈到对中国传统文化的科学认知上，西方学者列举了这样的例子，美国发明的计算机二进制的思路，可以追溯到易经八卦，那就是阴（--）和阳（—），现代科学用 0 与 1 表示，这是现代科学对二进制关系的认知。阴阳八卦共有 64 种变化，现代科学研究组成人体 DNA 的氨基酸也有 64 种组合，这给人以深刻的启迪。无论是国内外的哲学人文学者，还是复杂性科学的研究者，都相信直观与理性科学一样是认识世界的方法，直观也是智慧。上医治国的根本，在于中医学蕴含着丰富的智慧。中华文明博大精深，在中医这个世界里可以找到科学的真知。中医与治国相通，表现在：第一，都是为民服务的；第二，中医的宇宙观与方法论和治国理世之道相融相通。国学中释、儒、道、玄学等对中医影响至深，中医学深深地烙刻着中国文化的印迹。中国传统文化的特征就在于"道法自然"，自然即事物的本然状态。中医学的宇宙观与方法论，不仅能正确看待生命、诊治疾病，也能正确透视社会、治理国家。

（2）类同的方法论

其一，关注人是目的。中医学强调治病与救人、看病与治心相结合，正可谓真正的"人道"。中医学丰富的人文情感关怀与以人为本治国理念相一致，治国以人为本与中医学把治病作为手段、把救人作为目的的相通。

其二，全局观。中医注重病人的精神心理人文，把人看作一个动态的、有情感的有机体，注重物质与精神、有形与无形的关联性，体现了看问题的全面性和协调性。中医整体性与全局观就是治国之道，与社会科学发展的理念是相通的。

其三，系统性。中医治病强调过程性与目的性的统一，即看到病找原因，并把饮食、生活习惯、情感因素、生活环境和自然气候条件等作为治病之因来对待。中医一方面强调预防胜于治疗，即强调"治未病""邪之所凑，其气必虚""正气存内，邪不可干"的认知；另一方面把治病与生活、健康结合起来，即治病不只是看眼前，还要看长远，更要着眼于人的生活理念及自然属性、功能属性，中医学更能本质地把握医学预防、保健、诊断、治疗和康复的体系化特征。这些观点在治理国家中，体现在发展上的系统性工程。治理能力和治理体系可持续性发展理念，是国家治理能力和治理体系现代化提升的表现形式。

其四，和谐之道。中医学道法自然，天人合一，注重阴阳平衡、亦此亦彼、中正平和，表现在中医的自然疗法及注重生活功能属性，反映在治国理世上就是和谐理念。习近平总书记提出"绿水青山就是金山银山"、关注贫困与弱势群体、强化共产党执政建设的治国理念，在国际上提出"合作共赢""一带一路"、构建人类命运共同体的国际战略思维，蕴含的都是中国文化和谐之道理念，践行的也是中医学的"中正平和"思想。

（3）道德理想

中医讲"仁者寿"的养生之道、"医乃仁术"的职业道德、"大医精诚"的理想追求。前面谈到秦国医生医和、汉代张仲景、宋代范仲淹、清代曾国藩等，一方面把看病作为悬壶济世、造福百姓的神圣事业。另一方面治病救人与治国理世同理同宗，都体现出崇高的道德理想追求。从古至今，历朝历代，道德理想、道德情操、道德水平及影响力，始终都是国家选贤任人的根本标准，更是中国共产党人考核领导干部及录用广大公务员的首要标准。时至今日，被称为"白衣天使"的医生的职业道德水准成为人们较多的巷谈话题，这是因为对医生道德期盼值高。张仲景之所以被称为医圣，除了他具有高水准的医疗技术外，与他在长沙当太守表现出的情系于民的人格和道德情怀分不开。张仲景身上，体现的是中医与从政者一样的道德理想。

(4) 共性的复杂系统

中医学生命宇宙观与国家治理的世界观和方法论同理同源。治病救人与治理国家、治理世界面对的都是以人为主体对象的社会复杂系统，治理这个复杂系统，不能把复杂性当作简单性来处理。中国构建人类命运共同体及影响力的增强，正在冲击着资本主义主导的全球化及治理模式。中国社会治理模式与中医治病救人一样具有的优势日益明显，公认度越来越高，这与中国传统文化和中医思维蕴含的系统观和辩证思维方式有关，博大精深的中医学理论是治国之道、治世之道。**习近平总书记在 2015 年致中国中医科学院的贺信及 2016 年 2 月在致中药谷的讲话和其他场合的讲话，把治病与治国理世结合起来，习近平治国理世新思路蕴含有丰富的中医学发展观。习近平讲从严治党时，强调以猛药去疴、重典治乱的决心，以刮骨疗毒、壮士断腕的勇气，把反腐败及党风廉政建设进行到底。在讲到治理世界经济时说，善治病者，必医其受病处，找准病灶，对症下药，既要治标以求眼下稳增长，又要治本以谋长远添动力。他在亚太经合组织第二十四次领导人非正式会议上谈到，中医讲"通则不痛，痛则不通"，互联互通让亚太经济血脉更加通畅。习近平还引用"上医治国"来寓意治理世界的道理。习近平新时代中国特色社会主义思想充满着中医学智慧光芒的词语，蕴含治国与理世相通的"道"，这对久为流传的"不为良相，即为良医"的认知很有启迪与昭示作用。**

## （十）中医对文化的认知与传承

**中医是中华文化的瑰宝，是中华文明博大精深的标志。**中医的理论体系、思维方式及治病方法，对于人们的工作和生活影响巨大。中医对人的思想所具有的熏陶、引导、教化和激励机制，发挥着先进文化的凝聚作用。中医发展史就是一部文化史，它扎根于中国传统文化的土壤。中国文化精神中，易学对中医影响至深，医道的核心思想表现为"一阴一阳谓之道"。中医学强调的是阴阳协调、刚柔相济、自然与社会相辅相成的"太和"境界，体现的是一种以"太和"为最高目标的天与人、自然与社会整体和谐的人文价值理想。以《易经》《易传》《易学》《易图》为四大支撑点的易学文化，提出气本论的"宇宙观""天人合一观""往复变易观"等，与中医学阴阳学说一脉相承，因而有"医易同源""医易相通"之说。《易经》中，阴阳是潜的。《易传》中，阴阳范畴及其观念以纯思想的形式出现，具体阐明了道和器的关系，指出"一阴一阳之谓道，继之者善也，成之者性也"。医易象数模型的特征，是对宇宙生命"原型"的模拟和描述，也是"医易汇通"的表现形式。因而，学习《易经》对把握中医很重要。有人说《易经》不科学，那么，中国知名学府的校训就出自《易经》，又该如何解释呢？

**中医学与中国文化根系一源，相融共生**。中医学是形而上之道，无形无象，通达天地，又是形而下之器，有形有象。治病救人是一种渗透于东方生活的文化、哲学、价值观，儒、释、道、玄学等共同构成中国核心文化内涵。阴阳五行、天人合一是中国特色文化，也是中国特色医学思维。从古至今，文人墨客都通岐黄之术，生活中也随处可见中医文化。传统文化与中医学关系紧密，影响是巨大的。一部《吕氏春秋》，其养生理论和方法、长寿之道和食医等都包含着丰富的医学思想。一部《红楼梦》，也可以让读者领略到丰富的中医药思想。**汉代的张仲景、元代的朱丹溪，当代名医恽铁樵、陆士谔、邓铁涛、张伯礼等，从他们身上，我们可以看到医者与文人之间的关系**。中医在一些人看来就是中药，其实中医治病与治人、治心，治病与预防、康复是一体的。中医之法在于调节阴阳平衡，这是天地之道，也是和于法术，良相与良医之道相通正因于此。中国有着五千多年的文明，中医承载着中国文化核心之"道"。

中医学的"道"，不是四大发明的技和艺之器、之术，而是文化和智慧。阴阳学说并非中医特有，它是中国传统文化的特质。医道中的阴阳和合思维是中国文化的根，它集中体现了东方文化辩证思维的独特价值，是中华文化的全部智慧。以阴阳和五行这两个医道中的基本概念来观察世界，我们看到世界上的任何事物都是阴阳和合体。从宏观到微观，从自然到社会，孤阴不生，独阳不长。我国儒家、道家、法家、易学、佛学等，在天人关系上都主张天人合一的宇宙整体观。人道源于天道，天道蕴含人道，天地人三者一致的思想，充分体现了中国文化的整体观念。医道既是形而下的器，更是形而上的道。中医既能提供治病养生之道，又能体现治国安邦之道。中医学道的价值体系，成为中国文化的核心而不可分割。在全球化的文化整合中，医道的回归，是中国在当代文化竞争中具有优势之处。中医学理论是中国文化的根本精神及民族之魂，具有超越西医及西方现代科学的内涵与特性。

**中国的医道是本源论哲学**。它既有《易传》所讲的"易有太极，是生两仪，两仪生四象，四象生八卦"的运演体系，也有道家老子"以无观其妙，以有观其微""同出而异名"的玄学体系，这都是医道的存在形式。中医学与中国文化始终没有离开"道"的观念，中医学与儒家、道家、魏晋玄学、宋明理学等传统文化都围绕形而上的"道"展开。"道"是根本性的存在，是最高范畴，是中国文化的最高精神，具有巨大的超越性力量。中医学为西医学提供智慧之源，医学实现方法论转换，正是从这个意义上说的。

**中医学与中国人的身份认同有紧密联系**，我们可以列举日常生活中许多大家感受到的现象。余秋雨在《漂泊者们》中谈道："在中国，不管你到了多么僻远的小镇，总能找到一两家小小的中药店，'这是一种再亲切不过的气味'。这股气味一闻到就放心了，好像长途苦旅找到了一个健康保证，尽管并不去买什么药。这股气味，把中国人的身体状况和阴阳气血，组织成一种共通的旋律，在天涯海角飘洒得悠悠扬扬。我觉得没有比站在中药店里更能自觉到自己是一个中国人的了。"

评述：中医学从人与自然的相互关系上，认识到人体生命现象是自然界的组成部分，与自然界相互影响、相互作用，形成了生命自然宇宙观。与自然界两大基本属性和功能属性相对应，中医学运用阴阳属性和对立统一观点把握生命现象，从而进一步认识疾病、健康与把握健康，这种认识论具有感性直观的特性，即感性素质。中央音乐学院原副院长周海宏于2015年9月16日曾有一个演讲，谈到没有丰富感性体验的人生是枯燥的人生，仅仅拥有理性素质是远远不够的。必须要有良好的感性能力，创新教育培训方式，切实提高感性素质，意义重大、任重道远。前面谈到，感性直观是人类认识和把握世界的一种方式和能力。科学追求精准，在现代科学思维主导的氛围下，中医学这种感性直观的认识能力不被认同，原因在于它混沌，与明明白白的科学知识体系相比"不科学"。一说不科学，就认为是贬义和否定，这是片面性的表现。

20世纪初西方大哲学家罗素到中国讲学谈到科学、哲学与神学之间的关系。他说，科学是一种确定性知识体系，而这种确定性都是相对的，有其一定的适用环境和条件。哲学的作用在于从不确定性中去追求智慧，是一种境界之学，而神学的作用在于满足人们的心灵对于永恒的追求。科学追求确定性，但世界上大量存在不确定性的事物和现象；科学追求清晰性，但大量存在的是难以做出清晰判断的事物与现象；科学追求精准，但科学追求的精准还只是现象，离对精准本质的把握还存在距离。就医学来说，西医学着眼于生命体运动的物质和结构形态，中医学着眼于生命体物质的运动与功能状态，且侧重于生命健康的精神性和整体性。与西医学侧重于病本身相比，中医学更注重有病的人。注重自然属性与功能属性的中医学生命观，蕴含丰富的生命宇宙观思想体系与方法论，是正确把握生命健康和认识疾病的视野，也是我们正确认识中医学的境界。预防、保健、诊断、治疗与康复一体化是医学应有的内涵，在这方面，中医学理念和目标具有独到智慧，这种智慧就是生命宇宙观。

# 四

# 我国医学发展现状

## （一）西医主体性

西学东渐以来，我国医学事业发展呈现出以西医为主体的医疗体系格局。北京协和医院与上海同济医院是中国西医院的代表，影响力很大。我国投巨资建设西医院校及西医院，这方面远超中医。1987 年就有人做过统计，全国所有中医本科院校资产总和不及一个西医本科院校（当时指的是上海医学院）多。对于现在中西医院校投资及建设规模之比，笔者还没有查过相应的资料，也没有进行过调查。但可以肯定的是，全国西医院建设数量比中医院要多很多，西医的门诊量及收入也比中医要高，有的甚至是同级中医院的几倍，且差别越来越大。

在我们的教学中，在我们的文化建设中，理性科学思维居于主体地位。长久以来，一些人包括部分管理者、决策者都把中国传统文化视为现代化的障碍，与现代化势不两立。重西轻中、重现代轻传统、重科技轻人文，这种现象持续至今。在医学事业上，轻视中医甚至质疑中医的科学性、正确性，极端论者要求取消中医、消灭中医，这是造成我国原创性医学主体性缺失的根本原因。**针对当前西医发展现状，全国政协副主席、中国科学院院士、北京大学前沿交叉研究院院长韩启德先生，2017 年 5 月31 日，在北京大学的演讲中谈道："西医学即使发展到现在，临床决策依然无法完全依靠现代科学的实证与量化分析，仍然需要传统医学的整**

体观和经验性方法。"他指出："重要的是尽力改善生活方式，而不应该把主要责任赋予医药。"我国医学以西医为主体发展，已经出现及可预见的结果是：

第一，向"用更昂贵的治疗方法，治疗更少数人疾病"的方向发展。迅速增长的医疗费用支出，进一步导致医疗资源分配的不公平，看病难现象更突出。由于过度相信医疗科学技术的权威，患者从农村涌向城市，由小城市涌向大城市，挤向技术和设备更先进的大医院现象会更突出。

第二，困惑性。长期用药又会损害人体免疫机制，治病对于人的伤害性在增加，医源性疾病增多，而人的体质在下降。以西医作为治病首选，不利于我国卫生健康科学理念的构建。有人做过统计，2017 年我国病人就诊超过 77 亿人次，比十年前多了 33 亿人次。正可谓医生越来越累，病人越治越多。这种现象也与环境、饮食、生活习惯有关，不完全是医学造成的，但是与医学发展模式和医学发展方向有关，医学治疗模式带来的医源性、药源性疾病是造成亚健康状况的根源之一。

第三，医学在为西方赚钱。目前，患者抱怨看不起病，医院购买昂贵的医疗设备，进口昂贵的西药，投入与成本不断增加，而政府也拿不出更多的钱。钱到了哪里呢？答案是明确的，流向了西方。韩启德先生在《医学是什么？》的演讲中说："西方医学工业产值 GDP 在发达国家已经达到 15%，我国还只占 4%。过去奥巴马声称人类基因组计划产生出巨大的经济效益，因为这项计划每投入 1 美元就产出 260 美元，这里面赚了很多其他国家的钱，包括中国。大家只要去看我们国家买了多少美国产的测序仪，算算花了多少钱，就能明白。"

相信西医，中医的老传统不用。韩启德举例说："以降压药为例，近30 年来上市了那么多的新药，都很贵，但它们的疗效与 90 年代我国自主研发上市的'北京降压 0 号'并没有显著差别，这是经过 2002 年正规临床流行病学研究证实了的。""北京降压 0 号"很便宜，尽管这些年价格有所提高，也只要一元多钱一片。也就是说，一年治疗高血压只需花几百元钱，而如果用国外研发的那些新药，这些钱只够治疗一二十天……现在"北京降压 0 号"未能推广使用，显然是不利于保证基本医疗和社会公平的"。再举骨科为例，中医正骨疗法在医院退化，非要患者去用花了几万元从西方购买的正骨器械不可，这种现象在中医院也是如此。在西方医学界，一方面炮制"幽灵人"发表论文，在权威刊物上发表，成为世界医学标准，其作用"可能会超过一万个医疗代表的负面作用"，引导我们去学习和认同；另一方面，在国内，受资本和利润浸润和驱使的药企及活动参与者成为吹鼓手，通过支持和参与学术活动的宣传来影响临床医学，这种现象非常普遍。我们质疑医学会议在收费昂贵的会场包括在北京雁栖湖 APEC 会址和杭州 G20 会址召开的背后有药商赞助，而它在影响着我们医学的学术方向。医疗市场化后，国家给公立医院投入的少，医院的投入、运行机制及分配制度没有什么改变，医院生存与发展面临巨大压力，只能选择使用昂贵的进口西药及西方医疗器械，这样才能挣到更多的钱。国内生产的药及医疗器械与西方国家相比不具竞争优势。国家对医疗定位为"放、管、服"，由于放开的力度大，管的力度不够。医疗的异化现象表现在，医院的宣传重点在创收上。

第四，医学人文缺失。西医以物理、化学原理研究人体，运用经验分析与实证科学的研究方法，看病中，人成了机器支配的对象，人到医院看病就像工厂产品在流水线上运转。医学人文精神的缺失，造成医院服务不到位，医生职业道德受质疑，使得医患关系紧张。医院是赚钱的场所，医生是赚钱的始作俑者，白衣天使成了白眼狼，看病与赚钱按照等价交换原则进行。医学人文变成了经济学意义上的等价交换价值观，这样就消解了医学人文。国家医疗体系放开后，患者的信任、安全、获得感由于医院的创收机制而下降。

第五，思维模式僵化。形而上学思维指导下的西医理论体系支配着医生的思维，影响着医院发展。形而上学机械思维方式，重科技轻人文，科学代替了医学。人成了机器的附庸，人的主体性缺失了，人对仪器设备及药物的依赖性愈来愈强。在理性科学及其思维主导下，患者及医生受仪器支配成为习惯性思维。河南中医药大学原副校长冯明清教授讲，现在给病人看病，想不让病人做仪器检查都难。他说已经治好的糖尿病人，血糖和尿糖都已经达到了正常标准，而患者还非要做一些无关的仪器检查，他不给患者开检查单，患者还不高兴。这就是现代实证科学思维主导的结果。

第六，影响文化主体构建。原创性医学主体性缺失，是重西轻中、重现代轻传统、重科技轻人文在医学上的折射。中国哲学人文学者已经多次呼吁，中医不受重视是中国哲学人文的缺失。**"重要的不是强调中医的'技'而是要强调它的'道'，要传播中医文化，而不是只偏重中医治疗"**（见楼宇烈《中国文化的根本精神》，175～176页）。现在国人对国学和中医之间的关系及中医学对于中国文化构建的重要性认识还存在模糊现象。谈起世界范围内的中医热及中医走向国际化、走向未来，更多的仅仅是从中医"技"的层面去认识。谈起文化上重要性，有不少人不屑一顾。一谈起意识形态就有一种抵触情绪，这是对资本主义本性及资本主义主导下的全球化实质认识不到位，对科学包括医学上存在着"利驱动技""技浸润道"的逻辑没有深刻分析与理性的正确判断。实际上，美国、英国、日本、俄罗斯没有哪一个国家没有意识形态。以美国为首的西方国家对于东方社会主义国家的文化渗透一刻也没有停止过。改革开放以前，资本主义科技文化与人文文化一起并驾齐驱对社会主义国家、对全世界进行文化渗透。20世纪下半叶，中国改革开放取得巨大成功，中国文化影响力随之增强，西方学者亨廷顿抛出了《文明的冲突》论。鸦片战争打开中国国门，要中国学习西方的时候，西方学者为什么不谈西方与东方的文化冲突？我们知道，那个时候他们谈的是什么"协和"与"同济"。一是在赚大批中国人的钱，二是向中国灌输西方思维模式及其价值观。在西方，表面上没有意识形态，但实际上却是用宗教控制人的心灵，用基本统一的主流政治意识形态支配舆论。美国人一直强调本国利益，并把西方价值观说成是普世价值观，推向世界，实际上普遍性只在具体环境条件下才适用。看看部分国人的思维方式，向来以理性与科技标榜自己的成功。西方人早就从娃娃开始向全世界灌输西方文化，如西方饮食及动画片等在中国的普及。西方文化与医学在思想上的浸润现象，在我国并没有得到足够重视。从这个意义上讲，我们还是不希望中国人文学界去拿西方的什么奖项为好。美国人忌讳中医的安全、廉价和有效，从而影响西医及西方文化的竞争力。美国洛克菲勒财团在 1927 年策划的医学阴谋旨在消灭中医，就是要抵制中国文化在世界的影响力，思想浸润是先导，进而实现以西医垄断中国医药行业获取利益的目的。

## （二）中医面临的困惑

吕炳奎是中医界泰斗，他的儿子吕嘉戈告诉媒体："从医人数的变化，就能说明西医为主体的格局。2004 年，西医从业人数达到 157 万，较 1950 年增长了 70 多倍。中医从业人数从 1950 年近 30 万降到 27 万。目前，据不完全统计，我国西医从业人数约 550 万，而中医只有 40 万，有志于中医的年轻人越来越少，中医也陷入了传承危机。即使在中医人才的摇篮——高等中医药院校，中医教育也存在西医化的倾向。西医论日渐强化，中国文化知识缺乏，有的中医学生甚至读不懂中医典籍。有的时候教育层次越高，离中医特色越远，很多中医研究生不愿在中医基础及临床实践上下功夫，而是按照西医的模式研究细胞和分子，做大量的动物实验。说是中西医并重，或美其名曰"实践中医现代化"，其结果"名为中医，实则西医"。对此，一些专家尖锐地指出，现代中医教育，学生成了"中医不精、西医不通""中医没学好、西医没学到"的半成品，甚至培养了一批中医发展的掘墓人。自从清末太医院被废止，中医药就开始走上不被重视之路。新中国成立后，国家提倡西医普遍学习中医，但"中医科学化"的一些做法使中医发展走入误区。经过"现代化"，中医更令人担忧。

学习中医及从事中医临床实践的困惑表现在：

**其一，思维不自信。**中医学对于人体整体性把握，靠的是直观思维。

研究者早已经认识到人类认识世界的道路有两条：一是理性，二是直觉。而且认为直觉也是一种智慧，这种智慧早已被揭示出来。但在重西轻中、重现代轻传统、重科技轻人文理性思维主导的教育中，中医思维直观、模糊含混、术语感官化、治病手段朴素自然化及中药煎剂较为麻烦等方面，与现代科学的规范化、标准化、清晰化、模式化相比，被看作科学和现代化的另类，不被认同，也不自信。

其二，理论不自信。阴阳学说、五行理论和经络学说，一直都是中医学的核心理论，这种理论与以现代科技理性为特征的思想体系，在许多方面都格格不入。人们认为中医直观思维术语感官化，阴阳五行理论又高度抽象化。中医与现代化、科学不相融，甚至被认为是现代化的绊脚石。中医工作者向人讲解直观也是一种科学思维，但很难说服人，有时自己也说服不了自己。

其三，实证科学的影响。机械形而上学指导下的西医，以还原论实证分析方法做出整体的治疗方案，其治疗方法是规范的、标准化的、模式化的，也是清晰的、明确的。理性高扬的时代，理性思维是国人的思维习惯，西医易为人们所接受。一些人的国学及哲学人文功底浅薄，中医反而不易被他们所接受。中医看病四诊合参看起来很简单，其实，中医辨证求因，辨证论治，做出针对人体的个体性治疗方案显然要复杂得多，开一剂中药要深思熟虑，精细加工，才能定出一个个体治疗方案。目前医院的检测设备、相关检测手段及方法，对于病情的诊断及治疗提供帮助，有益于把握疾病量的清晰性。西医诊断还不是疾病之本，对于中医诊断只能起辅助性参考作用，但很多中医也是被仪器设备牵着鼻子走，而患者也过度迷信仪器检查，有时，医生想不给患者开检查单都难，无形中影响到医生的思维，这是科技实证思维氛围主导的结果。中医的理念很难贯彻到病人身上，这是中医的困惑所在。这种困惑也是整个医学界的困惑，西医学存在着被现代科学替代的现象。

其四，"利"驱动"技"，"技"浸润"道"。中医学是讲究"道"的医学，这个道不是物道，而是人道，中医具有丰富的人道理论及人道精神。资本主义现代化带来人的异化现象，影响人类社会治理，也影响着医学的发展。资本驱动医学技术，医学技术浸润着人道的医学。医学人道的缺失，渐渐背离了医学是人类情感和人性表达的平台之宗旨。医疗被推向市场化带来的创收机制，使医学进一步走入误区。医学的误区不仅在西医学，也表现在中医学。在中医的诸多困惑中，实践操作层面最直接、最现实的就在于医院成为赚钱的场所。中药及针灸的治疗方法简单方便，患者花费不会太高。与此相对应，医生的收入及奖金也不会丰厚殷实。中医大夫辛苦，却挣不到钱，而西医不仅受到社会重视，且收入可观，这也许就是中医传统疗法被搁置不用的原因。例如，**对于闭合性骨折病人，中医正骨疗法，痛苦小疗效好，价格便宜，但中医院为了赚钱，已经放弃传统正骨手法，改用创伤大、费用高的西医手术治疗。中医外科、骨科传统疗法便捷且价格低廉，但医院包括中医院非要进口昂贵的医疗器械不可，这昂贵的医疗费自然是由患者支付的。2010 年，一项针对全国 9 个城市 180 所医院的调查显示，医院更倾向于给病人开具进口药物，而一些价格低廉的经典药物，则由于无法获得较高的利益，导致医院不愿使用，厂家不愿生产。**

**用更昂贵的治疗方法带来了一系列社会问题：首先，**患者需要支付昂贵的医疗费用，凸显看病贵，同时，给我国医保体系带来沉重负担。其次，这些进口医疗器械的可靠性还存在疑问，这些先进医疗器材的治疗效果、时效性以及满意度到底如何也还存在争议。我国医改十多年，但医院创收机制没有改变。在医疗领域市场化背景下，医生很辛苦、很努力，但患者仍在指责医生。谈到医患关系，有人说，是医生在替国家不到位的医改政策背黑锅 (中央电视台节目主持人白岩松语)。**笔者认为，从军事术语上讲，这只是道出了战术层面的问题，而根本原因在于我国医学发展方向即战略层面需要转换思维。**虽然患者支付了昂贵的医疗费用，但医院购买昂贵的进口医疗器械设备及西药付出的成本也很高，医生增加的收入也有限，这就出现了"病人嫌看病贵，医生嫌收入低"的现象。医生的收入与医学的技术含量不成正比，国家医保体系也是不堪重负，矛盾重重。

改革开放后，政府放权并减少财政拨款，要求医院自收自支。但是市场经济的发展，医疗价格背离价值问题越发严重，只有新药及新型医疗设备是摇钱树。原因在哪里呢？1990年以来，药企开始使用医药代表和各种"明折暗扣"来推销药物，此后这种方法变成了整个制药界通用的药品营销模式。说到"回扣"，大家都会痛骂无良的医生，但实际上，在整个药品流通环节，医生拿回扣还只是个例。大把大把的钱到哪儿去了呢？流向了医疗器械及药品生产商、销售商及中介人手里。中医药不用，又嫌西医贵，这是患者的心态。中医疗法赚不到钱，中医技术得不到应用，这是中医生的困惑，这在基层中医院表现得更为突出。医学上的异化现象及中医姓中的性质受到质疑，都可从中找到答案。

**其五，中医面临的困境中，尤为值得关注的就是中医院校培养的"合格中医"的缺乏。**这是一个复杂性问题，与上述诸多因素又相互关联，表现在中医学习者的专业思想不牢固、青年中医改行多、名中医成熟慢等方面，在后面章节中还要做进一步阐释。

## （三）两种医疗资源之间的鸿沟

**其一，两种医疗资源发展存在重复浪费现象。**在国家没有足够资金投入公立医学院校及公立医院发展情况下，人为设置隔离带，影响了二者资源的共享共用，造成资源浪费，这与我国工业领域重复性建设现象类似。构建中国医学发展模式，整合两种医疗资源，需要认真研究和努力探索。

**其二，不利于中西医之间学习交流。**中西医是两种不同的医学体系且各具特色，如果中西医两种诊断方法及治病防病的方法互相借鉴、学习与运用，实现优势互补，取长补短，会有助于中西医协同与联合，共同研究与攻关医学难题，这是中西医结合实实在在的行动。中医药是传统的，也是现代的。中医药是中医的，也是整个医学界的。中西医之间存在的鸿沟，有时互相诋毁，难以实现优势互补。毛泽东提倡西医普遍学习中医，但并没有贯彻下去，坚持下来，坚持下来的是西医院仍然是一条腿走路。**中医治病的优势不能在占据大部分社会资源的西医院发挥作用，在我国医学界就难以实现普遍意义上的中西医结合。**这种现象的存在对我国卫生健康委提出的对于多发病、常见病加强中西医的临床比较研究，重大疾病中西医协同，维护我国卫生健康格局，举国体制联合攻关，解决世界性医学难题等发展理念的实现增加了难度。西医与中医之间的交流很有限或者说难以实现，所谓协同与联合攻关就很难得到落实。

**其三，增加看病成本**。本医院的临床大夫相信本医院的仪器检测及检验结果，也相信本医院熟悉的医技师，沟通也方便。所以，中西医不同医院的临床医生往往会要求转诊患者做重复性检查，这种现象就是过度诊断现象，无形中增加了看病成本，求诊者享受我国中西医优质资源的难度增加了。

## （四）中西医结合

1954 年，毛泽东强调"祖国医学遗产若干年来，不仅未被发扬，反而受到轻视和排斥""这是错误的，这个问题一定要解决"（《毛泽东年谱》(1949—1976) 第二卷，259 页）。他重申，今后最重要的是首先要求西医学习中医，而不是中医学习西医。这是当时中央对于我国医学发展模式及发展方向的指示。中西医结合这一概念，是 1956 年毛泽东同志"把中医中药的知识和西医西药知识结合起来，创造中国统一的新医学新药学"的讲话之后，在我国医学界逐步形成的。李致重学者指出，国家发展中医的方针政策的"中西医结合"的命题，是在文化和科学层次上讲的。至于中医和西医采取什么方法和步骤结合，则必须对中医和西医两者的理论规律、临床特点进行深入细致的比较研究。由宏观的、一般性的方针政策，深化为特殊的、具体的医学学科概念（或范畴），并在广泛论证的基础上确定出定义之后，这时的"中西医结合"才是真正的医学学科概念（见《中医复兴论》一书，46页）。中西医结合的认识及实践存在着诸多混乱现象，有的人把懂一点中医又懂一点西医叫"中西医结合"，有的人把中西药并用称为"中西医结合"，有的用西医实证方法研究中医称为中西医结合，有的把管理西医的方法套用在中医管理上称为中西医结合，如此等等，乱象颇多，在实践中并没有引起应有的关注。

数千年来，中医的基础医学没有发生本质的变化——这是一个成熟学科的基本特性。而不断变化着的，则是历史变迁而出现的文化环境和品评者。就近代而言，这些"变化着的环境里，使用的竟是不变的原则；而不相同的评价中，流通都是相同的货币"。这个不变的原则或者货币，就叫作"西医一元观"。如果人们或明或暗信奉的都是西医的方法和标准，那么，"春去秋来天地转，你方唱罢我登场"，不过是一种外部表象而已，中医衰弱的危机，注定难以改变（见《中医复兴论》一书，48页）。中西医学术并重是中西医结合的基础，李致重提出了四个方面的内涵，相互尊重是基础，相互学习是动力，提高疗效是目标，立足于实践是根本。他认为"中西医结合"这一概念，称之为"中西医配合"更为合理。"结合"强调的是中西医两者合一，"配合"则是在承认、尊重中西医各自学术特点与治病优势的前提下，强调中西医两者的临床优势的互补性。中西医结合也是一个长久的话题，对于中西医结合的内涵，众说纷纭。深入而全面地把握中西医结合获得深刻的认识，需要我们进一步了解中西医两种不同的价值体系和思想方法。

## 1. 生命观

西医学是形而上学的、机械循证的生命科学观，把人看作是物理的、化学的、机械的生命体进行研究，其还原论的研究方法存在简单性和机械性的缺陷，存在过度治疗及有时治病的出发点与救人目的难以趋于一致性，如因治疗带来的疾病及后遗症等，因而被人认为是"物道"的医学。中医学是道法自然的生命宇宙观，认为生命体与自然根系一源，相融共生，因而采取的中药、针灸、正骨等疗法都是与生命体本性同类相通的。

针对生命现象的人文性与复杂性及认知上的困难，形成了阴阳系统状态模型的思想体系，实践中治病方法与救人目的趋于统一，因而是"人道"的医学。

**2. 方法论**

中医研究对象是人整体层次上的机体反应状态及其变化，着眼于生命物质的运动功能状态。中医治病道法自然，即自然合理，重视精气神恢复的功能状态，是系统性科学。西医研究对象则是局部及细微处的结构与功能，尊重理性科学及其标准化，侧重的是生命运动的物质结构状态，是还原性科学。

中西医结合完整地表述应该体现在两个方面：在理论层面上，就是将实证分析之理性思维与直观直觉相结合，按系统论的观点，就是还原论与整体论的结合。在实践层面上，对常见病、多发病，采用中西医两种不同的诊疗方法进行对照性分析比较，对重大疾病、传染病、艾滋病、肿瘤等疑难病症联合攻关，确定中西医首选治疗原则，力求实现突破，我们已有许多成功的案例。新中国成立之初，我国就提出要实现中西医结合与并重的方针，中央提出西医学习中医，便是实现中西医并重的重大举措。长久以来，中西医两种资源并没有真正实现配合，西医不学习中医，或者说对中医学习很少，对于治疗不满意的疾病也不请中医会诊或转诊中医，这在西医院具有普遍性。随着时间的推移，以西医解释中医、以西医融合中医的现象一直很突出，不仅在西医院，在中医院也存在这种现象。有的中医很少四诊合参，只是将中医融入西医的诊疗体系之中。

**中西医结合进程中，对单味中药材的现代研究存在着这样的现象，即着眼于：一是化学成分，二是药理作用。这是现代科学的认知层次，药物的化学成分及药理作用是西医"形而下之器"结构形态的还原论科学，这与"以中药寒热温凉之性纠人体阴阳盛衰之偏的道"并不是同一认知境界。中医以中药寒热温凉之性纠正人体阴阳盛衰之偏，是阴阳系统功能状态的认知境界，是"形而上之道"。在实践中，在人们的认识上，中西医**

结合成了时髦用语，中西医结合专业及中西医结合专家的主体性内涵及操作方法令人生疑，也存在不少误人之处。对此，在 2008 年香山科学会议上，名医世家、国医大师颜德馨老先生对当时的卫生部长陈竺提出建议，中西医结合必须设门槛。

## （五）中医现代化

在医学上，如果离开中医自身特点及发展规律，中医会因融入于西医理论体系之中而失去中医特色。一提中医现代化，有些人自然就会认为中医离现代化还有差距，即中医学与现代化不是一回事。在理性实证科学高扬的时代，科学成了现代性与现代化的代名词。崇尚理性思维，强调普遍适用与实证科学还原论的正确性、真理性。究其原因：一是西方实证科学处于鼎盛时期，现代化的西方物质文明处于世界前列。二是西方科技理性的先进性主导着鸦片战争以来中国文化建构的格局，在教育实践上，重西轻中、重科技轻人文、重现代轻传统。在医学领域，就是重视西医，轻视中医甚至否定中医，以西医解释中医、改造中医，成为一些人中医现代化的观点。大家最早接触到现代化这个词，是在 20 世纪 70 年代中期，我国提出到 20 世纪末实现四个现代化。那个时期的现代化概念也主要是从科技的层面来讲的，即是从"技"和"艺"的层面来说的。在医学教育与实践中，振兴中医呼声很高，一系列国家中医药政策、法律的制定，中医药院校的建设及各级中医院的发展，都能说明这一点。**我们前面说过医学实践的现代化，主要指技与艺的层面。在面向未来的解读中，不仅体现在"艺"上，还体现在国学的"道"上。中医学作为一门学科，它体现的不仅是国学中的"艺"，更是国学中的"道"。中医面向未来，就不能也不应该抛弃"道"之精神。新时代习总书记提出"四个自信"，主要是从"道"即人文理性、价值理性而非科技理性的角度认识的。**

中医重视人体机能状态，运用系统论的生命宇宙观，采取从宏观的视野把握功能之气的价值观，治疗上采取以药物寒热之性纠人体阴阳盛衰之偏的方法论，是具有超越现代性的系统论科学。中医现代化不能忽视"道"的根本而局限于现代科学的"器"。如果不从西医还原论为特征的实证科学的理论框架中解放出来，认识中医现代化就会产生对西医学的攀附与融合的误解。复杂性科学——系统论方兴未艾，对实证科学持否定意见的后现代主义，是对中国传统文化的回归，是对中医学的认同，是对现代性的超越。对中医现代化的认识，无论是学术理论研究还是实践操作，都需要从这个层面看问题。谈起中医现代化，国内存在着大量关于中医现代化的误解，有人更多还是仅从技术与方法层面，如对中药认识上，仅仅停留在中草药制剂的生产及改进上。实质上，这种现代化理念还是停留在医学"技和艺"的层面，而忽略了医学"体和道"的最根本性方面。

无论从资本主义发展模式看，还是从西医还原论的方法论来分析，资本主义文明的代名词现代化都是一个需要慎思的概念。从西方后现代主义哲学人文思潮及复杂性科学的观点看，现代科学、现代性都是应该被超越的。"文明冲突论者"亨廷顿认为，"现代化是一个多方面的过程，它涉及人类思想和活动的所有领域的变化"。中医学的发展方向，应该而且必须建立在中医学自身特点及其发展规律性的基础之上。保持中医灵魂及特色，这是中医走向未来、走向世界的立足点。"人道"的中医学与"物道"的西医学及现代科学的内涵不在一个层次和范畴，中医形而上之"道"与西医形而下之"器"的区别体现在对生命体功能与结构、无形与有形认知的侧重上。中医超越现代性科学和西医学的特点明显，拿具有现代性的西医来印证具有超越现代性的中医本身就是一个误区。

## （六）理论研究

**其一，生命现象的本性**。其结构与功能相统一，生理与精神相统一，生命体也与自然界相统一。中医讲阴阳对立统一，讲天人合一，讲整体性、动态性和系统性，都是对人体生命现象本质的把握，以局部的、微观的结构与功能来认识与研究人体是不够的，认识人体不能仅停留在细胞分子水平上。当代科学界兴起系统论、复杂性科学，就是因为人们认识到复杂性的非线性关系远比物理、化学领域等简单系统存在的现象要多，当然对其认识也要困难得多。诸如生物系统、人体系统、人脑系统、地理系统、社会系统、天地人系统等，还原论之实证科学不能解释和解决复杂系统方面的问题很多。对于人体来说，西方学者的研究早就认识到，生物系统具有的"生命力""活力"是结构诸要素相互作用的结果，并非物质自身固有的东西，这就类似于中医学讲的人体的"气"及"经络传导"功能。

**其二，人体精神性特质。**由于不健康的生活方式、情绪等因素，人体生理机制就会发生变化。2017 年 5 月 24 日，人民日报网报道，与情绪有关的病已达 208 种，患病人群中有 70% 以上与情绪有关。西方学者也早已认识到，生物遗传密码不能解开生命奥秘，这就是实证生物医学以实为基，没有能把握人体生命现象的动态性和精神性。

**其三，人类认知的局限。**从认识论的角度看，历史发展至今，人类对于自然界、人类社会及其自身的认识还很肤浅，医学的发展及对疾病的认识还有很大局限性，这个认识过程还有很长的路要走。对中医学研究，要克服急功近利现象，要防止急躁病的发生。我国伟大科学家钱学森从美国归国之前，在其已经成形的一篇论文卷首做了二次批注。那是他在加州理工学院时，在一篇完稿的论文首页写上了"最终定论"四个字。他在归国前整理资料时，又在"最终定论"旁边补上了一句"没有什么观点是最终的"。黑格尔作为西方伟大的哲学家，他的辩证法很有名，但他说，他的哲学就是终极哲学，这句话给他的伟大色彩增添了阴影，这就是认识论的辩证法。人类面对的更多的是复杂性事物和现象，不能运用简单性或机械力学的方法去处理。现在复杂性事物及现象不能认识的还有太多，如地震、宇宙奥秘、生物系统等复杂系统，就是对西方的上帝、宗教等的认识也在争论之中。随着实践的推移，系统控制论的发展，模糊数学及大数据化的研究，对现代性的解构趋势明显。人体是一个有机的动态的整体，与自然具有互动统一性。对生命现象的认识与研究还有许多工作要做，医学的生命力在于系统性科学。

评述：在西方，上帝是全知全能者，是神的智慧的化身。而作为人类，不具有超越神的智慧。人通过学习知识，学习哲学，就是力图去追求这种智慧，从一种无限的超越的视角来观看或者关注人自身的生活。对中医的研究和把握不能离开"道"。《庄子·秋水篇》有"以道观之"和"以物观之"的说法。"以道观之"则类似西方哲学家苏格拉底所说的神的智慧，道就是超越的无限的智慧。通过学习与思考，去把握"以道观之"，在于给人类开辟一个认识和把握事物的视野和境界，从有限中把握无限，从相对中把握绝对，从确定性中把握不确定性，从清晰性把握模糊性。

**科学就是确定性的知识体系，医学离不开科学，但科学的机械性、化学性、物理化及生物化与医学内涵不能等同。科学的知识体系，与真正的医学相比还不是一回事。**还原论的机械生命观，把一切生命现象还原成物理、化学反应，把生命现象的复杂性当作简单性来处理，这是认识生命现象的局限。生命是一个典型的复杂系统，在细胞分子水平的层次还不能本质地反映生命现象。生命特征以整体的结构存在，更以整体功能及精神属性的密切协同而存在，这说明医学研究的对象与科学认识的对象不同。西医的困惑就表现在这里，以西医解释中医，以西医发展与提高中医的困惑也在这里，实践证明是徒劳的，最终结果就是以西代中，导致中医灵魂缺失。西医以"科学"手段研究中医经络，要找到经络这个实体的解剖学依据，但是无论用多么精细的电子显微镜也找不到，这就增加了对中医科学性认知的难度，说中医不科学。拿确定性的知识体系——科学标准来评价中医不科学也是能够理解的，因为超越现代性的中医的"道"不是"以物观之"的现代科学所能把握的。

中医系统状态模型，运用"以道观之"把握生命健康的宇宙观，治病用药以寒热之性纠人体虚实寒热盛衰之偏的方法论，具有超越现代实证科学的智慧。对于超越现代实证科学的中医学关于"以道观之"的认识，人类具有的智慧还有局限性。在目前对针灸的研究中，有人提出针灸镇痛是因为针刺的疼痛感让机体分泌了抵抗痛感的物质，如内啡肽和激素等，且经过反复验证，这是科学认识针灸的努力。科学是在努力地去认识针灸，这就是中医来治病，科学慢慢去认识。现代科学及西医学对中医学的认知，就是"形而下之器"对"形而上之道"的认知，是还原论科学对系统性科学的认知，是结构形态属性对功能状态属性的认知。扇理论、绳理论、柱理论等思想体系，处于不断地求证之中。昨天的科学结论被今天推倒，今天的科学结论被明天的科学结论推翻，科学认识不断更新与进步，这就是科学的内涵与精神。如果能够用西医理论真正清楚、确切明白地解释所有中医理论，那么人类生命的奥秘就可能会被揭开。按照哲学价值观，这个过程难以完结。

## （七）中医面临冲击与挑战

西医学有规模地影响国人还是 19 世纪末 20 世纪初的事情，国人耳熟能详的、与西医学有关的字眼要数"同济"与"协和"了。1893 年德国医生埃里希·宝隆来到上海，在领事馆附近开了一家诊所，后来形成了同济医学堂。"同济"寓意是德国人与中国人同舟共济，"同济"是德语"Deutsch（德意志）"在上海话的谐音，名字是德国名，其宗旨是"用现代医学造福人类"。德国人要在其他落后国家开办医院还可认同，但在一个国医浓郁的国度里，开办西医院来为中国人造福，这不是表明中国医学不行吗？他们不清楚，与欧洲版图相当的中国发明的中医学，在控制瘟疫等烈性传染病及增进人民健康方面远比西医管用得多。再看看"协和"。1906 年英国伦敦会与英美教会开办了医学堂，名为"Union"，即联合之意，在北京创办的医院被雅致地称作"协和"，美国洛克菲勒基金会资助并发展这个医学堂。建医学堂初衷是，志在建成亚洲最好的医学中心。"协和"理念无论建设和谐社会，还是建设和谐世界都是美好的。资本主义在对中国进行物质侵略的同时，还一直存在着对中国文化层面、思想层面的侵袭。在医学中，就是利用殖民者的身份，以造福人类"白衣天使"的面目，浸润与排斥中国文化及人文价值精神，并以此作为文化载体，用西方文明消解中华文明，通过思想浸润达到实现垄断中国医疗资源获取更大利益的目的。

西医在内分泌性疾病、免疫性疾病、病毒性疾病和传染性疾病等单系统、单器官、单细胞性疾病上，通过微观定性，研制出疫苗或抗生素，治疗满意度高。对于单一因素疾病，缺啥补啥，西医的普外科、神经外科、心脑血管外科、器官移植等方面优势明显、独到。西医诊断及治疗手段清晰化、规范化、科技化，形成了医学的精准性、高效性和看病与赚钱的等价交换价值模式，成为西医对中医形成冲击的主要因素，这也是造成中医颓势、中医西化的主要原因。

**中医面临的挑战是全方位的：一是体现在西方文化的冲击、科学认识上的误区，带来对中医科学性的误读。二是受市场经济的影响，中医受到的冲击更明显、更突出、更严重。三是在培养高等中医人才的本科教育中，学生掌握中国文化、中国哲学及"道"的知识内容还不够全面、不够深刻、不够扎实，研究生教育也是如此，西化现象严重，因而有学者质疑说中医院校培养不出合格中医。解决中医面临的挑战性困惑，首要和基本的在于中医高等专业人才的培养，解决中医后继乏人及名中医少的问题，这是矛盾的主要方面。**

## （八）中药存在的问题

中药材历来讲究原产地，讲"道地"，这是五千年来人们通过实践摸索出来的。中药对中医治疗的影响，表现在"中医毁于中药"现象，也是中医学界关注的热点问题。中医毁于中药的问题，主要是中药材质量下跌。道地药材到处移植，药材不再讲道地。农药化肥滥用，中药材的质量得不到保证。中药材质量出现问题，治病效果就不能得到保障。20世纪80年代实行中药材市场化，伴随着中药材的涨价，其质量也出现了问题。原国家药品监督管理局市场司司长骆诗文说："我们执行错误的'中药现代化'路线与国际接轨，三四年，已经使得中药加速走向衰败。"京城名医施今墨用药高明，重点是他对每一味中药都经过自己精心炮制，而现在医院的炮制技术与管理存在不严格现象，令专家学者颇为忧心。对此，南京中医药大学周仲瑛教授担忧"医道将亡于药"。

道地药材生产存在的问题：

其一，无序化引种，加剧了药材品种混乱现象。据"六五"期间国家对6种最常用的中药材所做的统计，道地药材的黄芪占全国总购量1/5，党参占1/9，白芍占1/7，黄连占2/5，山药占1/20，枸杞子占1/6。广东地处亚热带地区，植物生长快，药材引种多。1984年广东省党参、山药、枸杞子的收购量分别超过了道地产地的山西、河南、宁夏等地。

其二，药材质量悬殊。比如银柴胡为宁夏产的道地药材，1978年全国销售的35万千克银柴胡中，正品不足10%。又如，1986年国家中医药管理局的一项研究课题显示，对不同产地常山饮片进行生物碱含量测定表明，其最高含量与最低含量相差四倍左右，草乌饮片中的乌头碱相差17倍之多。

其三，有害物质的污染，人工种植的中药材里农药残留超标。中药材农药残留超标，源于异地引种再使用化学肥料，加剧了药材品种的变异（参阅《中药现代化发展战略》一书，甘师俊主编）。

中药市场开放以后，药材成了农副产品，主要靠价格调节。哪个上涨种哪个，哪种方法长得快就用哪种。中药世界市场占有率低，中国作为中草药发祥地，出口拿到的份额最多占世界中草药销量的5%。日本则占据80%以上的市场份额，韩国和台湾地区占5%～7%。在日本超市，卖得最好的莫过于汉方药。津村等少数企业是控制着生产汉方药的龙头企业集团，他们在深圳开办了一家涉及中药饮片的公司。我国的六神丸，日本拿去改造开发名曰"救心丹"，被誉为"救命神药"，年销售额 1 亿多美元，日本老牌的汉方药"正露丹"在向中国返销。德国生产的治疗鼻炎的纯中药喷剂，美国加州宝宝公司生产的用于治疗尿布炎的纯中药软膏，在世界市场销售获利很大。

# 五

# 我国医学发展方向

## （一）充分认识医学在价值取向中的地位与作用

### 1. 文化自信度

医学是研究人体生命现象，预防、治疗疾病，进而增进健康的科学体系。从研究的对象上看，医学人文性的特质是科学文化与人文文化的统一。西医以形而上学为指导形成的生命科学观与方法论，是现代西方实证科学的写照，是西方科技文化即现代自然科学的缩影。与中国文化根系一源、相融共生的中医学生命宇宙观，蕴含中国文化最根本的精神。我国经历过民族危机，形成了科技文化至上、科学主义盛行的现象，科技思维占了上风，中国文化受到严重冲击与影响。认为中国文化不科学，表现出对文化的不自信，至今影响着一些人的强国梦和潜意识。在医学领域，表现出对中医的不自信，中医遭受发展之困。医学界尤其中医学界感到忧心，中国的人文学者也发出了拯救中医的呼声。2006 年，中医被列入非物质文化遗产进行保护。在实现强起来的"中国梦"的今天，追求人文文化是中国文化自信的核心内涵。中医是中国文化不可或缺的重要组成部分，没有中医的振兴，文化自信就有缺失，中国梦的实现就不会圆满。中医受到冲击，中医被边缘化，是因为我国经历的民族危机使国人认为中国传统文化是落后的，中医是中国传统文化落后的写照。

中医药学是一个伟大的宝库，源于：其一，其长期性、稳定性、成熟性的医疗实践，形成了治病上的有效性及神奇效果，在国人治病、康复、保健、养老事业中发挥着巨大作用；其二，中医蕴含的宇宙观与方法论体现出中国文化的根本精神，如通晓人道、明白事理、道法自然、自然合理、天人合一、中正平和等，都是治国理世之道，这就是中医虽然发展上步履蹒跚，却顽强抗争的生命力所在。中医对人具有的思想熏陶和激励机制，发挥着文化凝聚力之作用，这是实现两个一百年奋斗目标"中国梦"的精神动力。**楼宇烈在《中国文化的根本精神》一书中谈到，中医是中国传统文化的具体实践者，在技术层面，中国传统文化中最有希望成为世界第一的就是我们的中医。中医与国学是一体的，中医是技术层面的内容。《汉书·艺文志》方技略中谈到，"方技者，皆生生之具"。所谓生生，是维持生命的方法。有生生之具，也有生生之理，二者共同构成生生之学，这是中国文化核心内容之一。中医不自信，是文化不自信的表现。**

西医的科学性体现的是西方文化，我们不能由此完全否定和诋毁西医在治病上的科学性及有效性。同理，中医治病上的优势及在文化主体建设中发挥的作用，是中医不能被边缘化的缘由。我国医学发展方向，应坚定不移地贯彻党的十九大关于"中西医并重"的精神，不仅中医不能西化，西医也不能一条腿走路。按照毛泽东同志的话讲，西医不能搞宗派主义。中医与西医都代表不同的文化，而文化中最根本的是人文精神。在**中华民族走向复兴的进程中，习近平新时代中国特色社会主义思想蕴含的中医思想发展理念被纳入治国理政新方略的深层次内涵就是：中医自信，文化自信。**

**2. 思维模式**

形而上学的现代科学观，构织了一幅机械化、数字化的世界图景。现代科学追求知识的确定性、清晰性、标准性，从而形成了模式化、公式化。物是机械的，人也是机械的。人与自然界之间的关联之意被消解。现代实验室科学给人类增添了一颗无情之心，一切都是客观的，也是生硬的。在方法论上采取还原论，即整体还原为局部，功能还原为结构，动态

111

还原为静态，宏观还原为微观，质还原为量，复杂还原为简单，等等，这就是现代科学的特征。还原论不是不考虑对象的整体性，而是认为认识整体必须认识部分，用部分说明整体，用微观说明宏观，用结构形态说明功能状态，用量反应质，以简单反应复杂，即认为通过分解还原，把部分及微观弄清楚了，整体面貌就清楚了。整体是部分的相加，这把部分之间、各层次之间的关系简化为可加、可分成比例、单线直进的线性关系，把非线性关系包括不成比例的曲折反复的关系简化掉了。这种方法对于认识物理、化学领域的简单事物与现象是科学的，但对于认识诸如生物系统、社会系统、人体系统等开放复杂系统就不同了。任何复杂系统都具有组成元素的非线性相互作用涌现出的整体性，在经验上能加以确认，但逻辑性不能推导出来。人体是一个自我组织、自适应的复杂系统，生命系统表现出的"活力""生命力"不是物质因素固有的，而是物质因素相互作用的结果。当自己对生命中各分子都了解清楚时，对生物的整体图像反而模糊了，就是这个道理。

在这个世界上，人的认知还有很大的局限性。科学追求确定性的知识体系，但世界上大量存在的是不确定性。我们追求清晰，但大量存在的是不清晰现象。我们追求精准，但大量存在的是非标准的事物与现象。西医学遭受发展之困，源于形而上学的生命科学观。当代复杂性科学、系统工程论、模糊数学及西方后现代主义人文学科就是对现代科学和现代性的超越。对于医学的认知，对于生命现象的把握，西方哲学家亚里士多德关于"整体大于部分之和"的观点越来越受到重视和运用，也成为我们认识世界及人体生命现象，把握医学的智慧之源。中华文化博大精深，源远流长，具有浓厚的生命力及深远的影响力，其精神内涵在于中国传统思维方式如由博返约、亦此亦彼、自然合理、执两用中等特性。在医学上，中医运用阴阳系统状态模型及辩证求因、辨证论治大法，源于对人的生命健康本质性体现在动态性、过程性、功能性、整体性、精神性等特征上的认知。中医是求真科学，是形而上之道，这个道体现在"道法自然""天人合一"的功能状态理念上，是与大宇宙相联系的生命自然宇宙观。医学的发展不能局限于实证科学思维的框架，科学的真知，在于我们要有辩证思维模式。这个世界上一切事物和现象都不是绝对的，绝对的是一切都不是最终的，我们拥有的知识不仅有限，离智慧还有很大差距。西医是求力科学，是形而下之器，这个器体现在物及实证结构形态上，是科技文化，是以实为基的生命循证科学观。因此，中医与西医认知上的不同，表现出思维模式上的差异。

随着科技进步，医学向着精准的方向发展。人们对医学的期望值高，认为只要肯花钱，到最好的医院，找最好的医生就能治愈疾病。目前世界上有的病容易治好，有的不易治好，有的不治也会好，健康不是仅仅靠治病。现在医院病人增多，医疗开支增加，看病难、看病贵、养老难比较突出而受人关注，这需要反思我们的医疗思维模式及生活方式。中国大健康理念与目标的实现，需要研究医疗保险走向健康保险。"上工治未病""邪之所凑，其气必虚"教育理念及健康生活方式的引导是医学发展方向，医生不仅是诊治疾病的，还应该是求诊者生活上的挚友。

科学的数学化、物理化、化学化带来医学的清晰与精准，生命现象一切都是机械的、客观的、规范的、标准的，这就是医学的技术化现象，有人说是医学被科学所代替。现在患者进入医院，受仪器检查设备支配。患者躺在病床上，医生用完药或者做完手术，就觉得完成了对患者的治疗，这些患者的感受是什么呢？从医学的角度看，各种检查指标正常，就证明人体是健康的。但客观指标不能代替患者的主观感受，而患者的主观感受才是医学应该关注的第一位的因素。有位医生得了病后指出，他胃癌晚期，做了三次手术，胃全部切除。弥留之际，他全身插满管子，却不能进食。他告诉同事，原以为手术切得越干净越好，此时才明白病人有多么痛苦，如果能保留一点胃，生活质量也会好得多。因此，医生不能只关注疾病，更要高度关注人，尤其尊重病人的感受。西医技术越来越发达，医生很努力，但根治疾病的满意度不够。这种困境表现在这种生物医学模式重技术、重数学化的量、轻人文性的质，而技术却无法弥补人文上的缺失。医学再发达，照样会有医疗上的误差，医疗技术上的不足，其解决的办法就是构建人本位医学，关注病更要关注人，读懂病更要读懂人。"现代科学发展正处于一个特殊的时期，这个时期，在物质财富迅速膨胀的热潮中，近代科学主义盛行，逻辑实证论、机械唯物论充斥人们的头脑。'技术疯狂'正成为一种时代的特点，引导着时代潮流。在这样的潮流中，人们甚至忘记了自己天性的局限和卑微，随之滋生和蔓延的是人的狂妄和骄傲，以为自己什么都已知道，都会知道，可以叱咤一切……在医学界内，连人自己究竟是什么，也几乎成了一道难题。人是各种物质元素相结合的一架机器，至今仍然是许多医家固守的信条**（《中医复兴论》，李致重著，见27、28 页）**。人文缺失是医学的困境，也是医学缺陷性所在。现代科技思维及其仪器设备支配着医生思维，也影响着患者的认知，科技思维已深深地影响且固化国人的思维模式，这就是西医学的特质，也是科学性的表现形式。疾病与健康的关系、践行大健康理念，需要从道法自然的混沌医学中去认识与把握。生活质量的提高，健康意识随之增强，但人们对医学的认识，对于健康的认知，还存在一定局限性，直接影响到医学发展模式、医改事业，也影响到健康及养老事业。

**3. 利益趋向**

鸦片战争以后，国门被打开，西方列强不仅向中国大量倾销商品，还在中国大办学堂和医学堂，上海的"同济"寓意同舟共济，用西医学造福中国。北京的"协和"寓意协同合作，建世界上最好的医学中心。一方面思想浸润，用西方文明消解中华文明；另一方面，在医学实践上赚中国人的钱。在西学东渐的过程中，中医逐渐被边缘化。我国进口医疗器械及药物成为促进与提高我国医学水平的手段，且作为评价医疗先进性的标尺，这些医疗设备及药物都具有一个共性，就是昂贵。西方资本主义诋毁中医进而诋毁中华文明在世界的影响力，其背后就是资本掠夺。美国医学杂志披露医学背后的幽灵，误导医学标准及学术方向。美国新的高血压指南一文，在缺乏充分证据又违反常识情况下，把高血压的诊断与治疗标准下移到 130/80mmHg（毫米汞柱），必然会使更多人进入高血压患者群。尽管文中也提到，要重视生活方式，而不是降压药物，但指南依据的是药物降压的效果。对此，2013 年《中华心血管病杂志》第三期刊载的《中国剂量》一文强调，不能跟风，要穿中国鞋，走中国路。不能把美国推荐作为标准服务于药企从而谋求商业利益，以此伤害中国人的健康。否则，就是"学者商人"，为药企站台呐喊。

现在，我国的药品市场成了跨国公司赚取暴利的场所。北京大学健康发展研究中心主任李红指出，我国现在 70% 是进口药，90% 以上的耗材及器械全是进口的，医药行业在世界上是利润最高的行业，他们以最高价格进入中国，这种利益集团在中国十分强大，我们几乎没有防范措施。新中国成立后及改革开放，中医学界称之为中医迎来了发展的春天，但至今，中医的传承与发展仍是一个令人忧虑的话题。现在的医疗向"用最昂贵的治疗方法，治疗更少数人疾病"的方向上发展，迅速增长的医疗费用加重医疗资源的不平衡。医疗价格背离价值问题严重，影响我国医保事业、健康养老事业。医疗行业成为西方赚钱的平台，新药及新型医疗设备是摇钱树，大把的钱流向了西方。中医"技术含量低"，也融入于西医体系之中。

**美国经济学家肯尼斯·约瑟夫·阿罗教授讲，医疗是市场最失灵的领域，而以美国为首的西方利益集团正是看中了这一点。从我国国门被打开至今，在诋毁中医的阴谋中，医疗领域占据了中国医疗市场，赚取了大量资本。西方利益集团在医药学领域赚取资本，不仅手段无不用其极，而且还有战略思维，有的时候是利用了中国人学习与崇拜西方的心理，寻求在国内信奉西方文化和西医的代言人。在此背景下，西方名正言顺地攫取中国人的利益。一直以来，西方资本本性没有改变，变化的是由殖民者的身份转变为"白衣天使"。在国内，医疗走向市场化，医疗这片神圣领域被利益集团所利用，一些地方医院被纳入上市公司名下，不仅外行领导内行，而且医疗成了赚取利润的场所与工具。**

中医药作为中华文明瑰宝，在西医冲击下，不仅在国内被边缘化，在国际市场上也失去了应有的份额。西方资本在世界中药市场疯狂布局与扩张，挖中国人才秘方，抢注中药专利商标。目前，在中草药世界市场总额中，中药对于国民生产总值的贡献力还有限。在世界中医热背景下，中医药应该成为获取利润的大平台，成为中国对外贸易支柱产业之一。

## （二）整合两种医学资源

在我国医学教育体系及临床实践中，两种医学资源之间存在鸿沟，整合两种医学资源值得研究和重视。这样做有利于加强中西医之间的结合，在理论研究和实践层面加强协同，有利于科技和人文的医学攻关，实现中西医资源优势互补。根据我国医学发展现状，中西医之间的协同不是以西医消解中医，用西医解释中医，用西医改变中医，而是以中医来带动和促进西医，从而实现我国医学发展模式的转变。整合两种医学资源，有助于消除误解，增进共识，增强协同，消除隔阂及思想认识上的误区，营造中国医学发展的良好环境，从而推动我国医学的进步与发展，这是我国特色医学的发展方向。

**充分利用我国中西医两种优势资源，不仅是中医界同仁的事情，也是整个中国医学界的事情**。实现中西医结合，西医不能袖手旁观，或者仅仅充当看客。新中国成立后，毛泽东主张西医学习中医，大办西学中班就是为了最大限度地把老祖宗留下的宝贵财富用起来。遗憾的是，几十年的医疗实践并没有真正落实下去，坚持下来。在我国，无论是西医高歌猛进，取得欢欣鼓舞的成就之际，还是在目前面对复杂性疾病、代谢性疾病、多因素性疾病及亚健康状态等方面的问题，循证医学遇到不可逾越的障碍时，占据庞大社会资源的西医界并没有切实地与中医实现联合，我国医学界没有真正意义上实现中西医联合。我国医学发展现状，中西医结合的范围是有限的。目前的情形是中医普遍学习西医，与毛泽东同志极力倡导的西医普遍学习中医情形相距甚远。我国曾投巨资建设西医院校与西医院，科技资源在我国西医学界是"活起来"了，而且表现出强大活力，但老祖宗留下的宝贵财富在使用上落实得还不够。由于占据庞大资源的西医是一条腿走路，作为中国古代科学的瑰宝、打开中华文明宝库的钥匙——中医智慧及实践经验，就很难说是在中国医学界普遍"用起来"，从而实现我国医学界两条腿走路的目标。

提到中西医结合及我国医学发展方向，1953 年，毛泽东就讲过"中西医一定要团结，西医一定要打破宗派主义，今后最主要的是首先要西医学习中医，而不是中医学习西医"。后来，毛泽东在卫生部关于举办西医离职学习中医的学习班报告上批示，要求各省、市、自治区党委领导负责办理。毛泽东提出把中医中药与西医西药的知识结合起来，创造中国统一的新医学。但我国医学发展的现实是，中医普遍学习西医，而西医普遍学习中医及实现中西医联合的宏观局面并没有实现，存在着的是中西医之间的鸿沟，矛盾的主要方面在西医。按照毛泽东的话说，是西医搞了宗派主义。我国医学发展，整合两种医学资源，应该从毛泽东的讲话中吸取营养。两种医学资源的整合，其真正目的在于践行中西医治病优势理念，相互尊重和学习，优势互补，取长补短，有利于国家，有利于民众，有利于实现大健康理念与目标。

整合两种医学资源，真正目的是：

**1. 真正实现中西医并重**

党的十九大明确了"坚持中西医并重，传承发展中医药事业"的重要任务。2018 年 1 月 3 日，《人民日报》刊载国家卫健委副主任、国家中医药管理局局长王国强的讲话指出"既要把老祖宗留下的宝贵财富'用起来'，也要让原创的科技资源'活起来'。发挥中医药在治未病中的主导作用、在重大疾病治疗中的协同作用、在疾病康复中的核心作用，全方位融入健康中国建设，不断满足人民日益增长的中医药健康需求"。中西医有各自优势，我国的医疗实践工作者与理论研究工作者，根据临床治疗疾病效果的满意度，有必要确立中西医首选治疗方案，即哪些疾病运用中医或西医治疗更具优势，就首选哪种方案治疗，这是整合两种医学资源的发展方向，也是真正实现中西医并重的发展要求。西医的化学药物在解决传染性疾病、单一因素疾病等许多领域及手术治疗方面具有独到之处。中医在解决重大疾病、代谢性疾病等方面，在根治疾病上，治病与预防、康复、保健一体化方面具有鲜明的特色和优势。实现中西医并重，加强二者协同攻关，是我国医学发展方向。一方面，要纠正认识上的误区，不应该把中医排斥在科学之外；另一方面，中医的发展要突出中医特色，决不能将中医融入西医的理论体系之中。

实现中西医并重，现实中存在两方面的问题：一是西医院极少用或者根本不用中医的东西，西医院校学习中医内容也不够。坚持中西医并重，就需要像新中国成立初期那样，西医要普遍学习中医，西医院校要增加中医方面的课程，西医临床大夫要结合自己从事的专业领域学习中医，从而发挥中医在疾病治疗上的优势。毛泽东极力倡导的西学中学习班的举办要发扬下去，坚持下来。

**2. 充分发挥中医优势**

长久以来，西医都是我国医学领域的主体。1929 年青霉素发明后，西医取得突破性进展至今，遇到了许多困惑。重视局部忽略整体，学科越分越细，患者有时需要到多个科室去进行体检，但综合所有因素，医生反而难以下诊断性结论。过度依赖仪器设备，人成了机器的附庸，马克思讲资本主义社会存在着的"人的异化"现象在医学领域大量存在。一方面，在物质上受西方科学与技术的影响；另一方面，在思想上受西方文化及价值观引导。我们的思维方式都是西方科技理性，西方思想浸润现象并没有引起足够重视，这对我国文化主体建设是有害的，对于传承和发展中医是相悖的。针对以上现象，我们应该提倡以中医作为治病首选：

其一，**中医安全、固本**。人体对中药、针灸等治疗手段不会产生依赖性，这已得到国内外学者公认及临床实践证明。值得称道的抗生素在治疗传染性、感染性疾病方面具有优势，但它又会引起其他疾病，也易产生抗药性。

**其二，治疗成本低**。以骨科为例，中医正骨远比西医正骨疗法便宜得多。中医治疗关节炎、股骨头坏死、骨髓炎等采取恢复性而非破坏性治疗效果好，价格也低得多。中药制剂、针灸、中医外科等治疗手段和方法价格相对低廉，若将中医作为治病首选，看病贵的问题迎刃而解。

**其三，医学自信彰显民族自信**。古罗马时期西方瘟疫大流行，同时期汉代张仲景的方子在中国很管用。1957 年我国流感大流行、2003 年控制非典及 2020 抗击新型冠状病毒，中医介入治疗取得了相当好的疗效。中医在复杂性、多因素、多器官、多系统尤其代谢性疾病的治疗上作用突出。贯彻落实十九大精神，"切实把中医药这一祖先留给我们的宝贵财富继承好、发展好、利用好"，要求我们深刻理解传承发展中医药对增强民族自信的重大意义。

**其四，价值取向与健康事业**。鼓励把中医作为治病首选，中医治病会大大减少患者对药物的依赖性，人体自组织能力会逐步增强。不主要依赖进口昂贵西药及医疗器械设备，我国医疗机构不再成为西方资本赚取利润的附庸。中医的人文关怀及低廉的治疗费用，会改变人们对医生"白眼狼"形象的认识。中医成为主体性医学，医学回归自然本真，实现医学区别于科学的目的。在发展医学与社会之间的良好关系及发挥医学社会作用上，有利于实现健康中国理念和目标。**医改及卫生健康事业成败的关键在于，如何最大限度地运用我国现有资源，这种资源应该是中医。应对慢性病带来的全球亚健康挑战和医疗费用危机，是当下世界面临的难题，比照1989 年世界卫生组织提出的"健康不仅是没有疾病"的大健康理念，中医"道法自然"理念与"治未病"思想，对人类健康和社会事业发展更具有决定性作用。**

### 3. 中西医结合的方法论

新中国成立以来，我国就提出中西医结合，大办西学中学习班。由于认知上的差异及管理上的原因，结果是以西医解释、论证中医。结合过程中，中医科学化的理念与做法使中医融入西医的理念之中。国家提倡中西医并重，侧重的主要是实践层面上充分利用中西医各自治病优势，取其所长，达到最有效、最安全、最简便为我国人民健康事业服务之目的。中西医并重突出的是把中西医的技和艺放在同等重要的位置上，这就是中西医结合的方法论。

中西医结合两个主体之间的关系：

**第一，西医运用中医**。针对西医不能根治疾病的困境，原卫生部部长张文康先生谈到，医生自己得高血压十年，有的得糖尿病五年，有的得痛风八年，医生自己治不了自己的病，却在给病人治疗与自己同样的病。这些病如果采用中医方法治疗效果会好些，医学模式需要转换。西医利用中医对多器官、多系统性疾病治疗上的优势，将中医运用于西医方法治疗满意度不高的疾病。如治疗肿瘤往往是癌细胞没杀完，生命体没了，也就失去了治病的意义，中医治疗肿瘤值得重视。艾滋病、疑难杂症、慢性病、代谢性疾病等，中医治疗效果要好。对于阑尾炎、扁桃体炎、乳腺增生甚至一些乳腺癌、子宫肌瘤及其他代谢器官疾病等，考虑采用中医疗法，不要轻言切除，否则，对人体的伤害不仅是表现在生理方面。对于循环系统疾病、代谢系统疾病等，中医治疗会更有利于病人生活质量和健康。对于糖尿病足、脉管炎、股骨头坏死等骨伤科疾病，先用中医保守疗法，不要轻言截肢。甘肃省卫健委原主任刘继忠先生讲到中西医治病的例子：2010年8月7日甘肃省舟曲县发生特大泥石流，有一位17岁的姑娘被泥石流埋了8个多小时，其脚趾头的肉都黑烂了，露出了骨头。为治疗女孩的病，请来了8个西医专家，3个中医专家，8个西医异口同声说一定要截肢，否则命保不住。中医专家认为，截了肢就成废人了，先不要截肢，领导采纳了中医的意见。中医正骨专家宋贵杰老先生用中医方法为其治疗半个月，脚趾头就长出了鲜嫩肉芽，逐渐把骨头包起来。半年后小姑娘脚趾头的病就被治愈了，走路无障碍，这个女孩现在舟曲县人民医院工作，这是中医与西医治病理念与结果截然不同的例子。

认识中医疗法，要有生命宇宙观的转换。医学研究对象的特性表现在：一是生命现象具有思想、心理、情绪等精神性；二是生命现象具有自然性及功能性。如果治疗破坏了自然属性，使生理功能属性不存在了，就违背了医学"以不伤害人为底线"的理念，何谈生活、健康之道？

**第二，中医结合西医**。表现在两个方面，一方面，把西医诊断及化验作为辅助性参考手段，有助于对疾病清晰性与准确性的量和质的把握，但一定要以中医之道驾驭西医之术。另一方面，西医治病方法如运用呼吸机、血浆、心脏起搏器等维持生命的基础性疗法，疫苗、神经外科、器官移植、基因疗法等方法，可以弥补中医治疗一些疾病方面存在着的不稳定、不理想、不简便的困境和不足，例如对传染病、遗传病的研究，对一些危重病的治疗等。实践中，中西医结合在方法论上有其成功之处，问题出在结合过程中的西化现象，把中医"以药之性纠人体之偏"的治病之道混淆于现代科学的化学成分、药理作用、病理分析上，医生受仪器和化验支配，中医四诊合参对病人精气神状态的把握少了，这就混淆了中西医生命观不同境界与认知层次上的差异。而中医"形而上之道"与西医"形而下之器"的思维模式及方法论是不同的两个概念，极易混淆，出现思维上的混乱。

中医怎样正确利用西医技术呢？北京中医院院长刘清泉提出，以中医之道驾驭西医之术，把西医技术作为中医诊断的延伸，这对于认识中西医结合的方法论具有启示价值。可以说，中西医结合真正普遍成为我国特色医学发展模式，中西医优势资源在医学界融会贯通，得到最大程度利用，不仅能克服许多医疗困境，也会有助于生命健康及康养发展事业，意义重大深远。不仅服务国人，也会引领世界医学。

## （三）医改政策

### 1. 公立医院的去市场化

医疗市场体系实施以后，国家对医院的财政支持逐年下降，医院成为自我盈利、自我发展的生存市场主体。单纯的市场化，医院投入、运行机制及分配制度并没有改变，医院生存压力大，医院创收成为必然。江苏宿迁在市场化中，把所有公立医院全部变卖了，十年后又重新走回头路。实践证明，医院市场化成为严重失灵的领域，老百姓为医院兜底。医疗市场化后，医生为国家不到位的医疗政策背黑锅。患者治病花钱多，责怪医生过度治疗与检查。病没有治好，埋怨医生没有尽到职责。患者看病难，指责医生服务不到位。医疗领域市场化后，医生这个神圣与崇高的职业受到亵渎。

**医疗市场化带来过度治疗**。2019 年 1 月 9 日，央视 13 套节目《新闻直播间》报道了北京大学人民医院心血管病研究所所长胡大一披露医疗存在的问题。我国心脏支架使用量连续三年平均每年增加 6 万以上，在新加坡需要放支架的病人最多只能报销三个，超过此数医生需要陈述理由。国际上，放支架和做搭桥手术的比例是 7：1 至 8：1，而我国高达 13：1，不该放支架的人被放了支架。国际上规定，只有堵塞 70% 以上的患者才建议安装支架。很多医院对血管堵塞 1/3 的患者，就建议用支架。原来急救用的心脏支架被滥用，有的病人竟然放置了十多个心脏支架，被称为"钢铁长城"。该做的没做，不该做的做得过多、滥用。医疗器材的滥用及其他方面存在的过度治疗，增加了患者负担。

**医疗市场化存在以药养医现象**。带来了医疗纠纷及医患矛盾，最根本最深层次的在于医保制度及体系上存在有问题。如现行医保制度，医院每年的医保报销额度是有上限的，所以，医院对于医保费用支出，有严格管控。如很多药被纳入医保后，却不一定能在医院买得到。癌症论坛有一份调查，54.9% 的患者表示，医院没有医保抗癌药，需要去外面购买。患者到医院看病，都希望从门诊或急诊室转住院，因为住院能报销更多，而我国现有能提供的医疗服务设施及医护人员是有限的。

公立医院被推向市场，医院通过宣传创收业绩扩大影响力。医生收入与开的处方挂钩，医院净土及白衣天使形象受到质疑。受利的驱动，医生的技术手段与利益分配按照等价交换的规则运作。医生的技术手段受利的支配，医院的发展甚至生存要靠自己创收，中医针灸、按摩、正骨、中药等技术手段收费低，这是中医西化、边缘化的一个重要原因。青年中医改行多是因为继承和发展中医、振兴中医事业都需要中医临床工作者具有奉献精神，这种责任担当需要"大医精诚""良医良相"的情操和胸怀。给医学留片净土，应该成为医疗改革考虑的问题，公立医院的去市场化是值得商讨的。有人讲，市场经济就应该讲竞争淘汰机制，中医发展不好或者中医竞争不过西医是因为中医自身不被认可与接受的原因，这种看法是有很大局限性的。我们所从事的每一项职业都是与政策紧密相关的，毛泽东同志讲，政策和策略是党的生命，就是讲政策和策略对于党的事业的极端重要性。

在治国理政方略中，一直存在着宏观调控与市场经济两种手段，这不仅是社会主义的特征，也是国家治理不能缺少的两种手段，市场经济这只看不见的手的作用的局限性是有目共睹的。马克思在《资本论》中曾细致入微地刻画了资本驱动利润对于人的冒险性行为的诱惑力所带来的异化现象。不能以利润或利益作为标尺看待一切，我国文艺、少数剧种、公共服务行业等受到国家政策及财政扶持就能说明这一点。经商与我们所从事的科学事业与科学精神是不能画等号的，否则，就会滑入实用主义的泥潭。工作中出现的问题部分是与急功近利、唯利是图的思想与行为相联系，我们的文化事业、科学事业、教育事业及所有为民服务的公共事业，如果仅以利益报酬为出发点，很难想象会是什么样子？1965 年，美国诺贝尔经济学家肯尼斯·阿罗教授指出，医疗是市场最失灵的领域。英国及香港公费医疗体系分别占到90%和93%，德国、法国等欧洲国家公立医院非市场化是主体，这是符合医疗规律的。

振兴国医是实现中国两个一百年奋斗目标的重要组成部分，缺少这个部分，中国梦的实现就不会圆满。在市场经济大潮中，公立医院尤其公立中医院的去市场化及国家相关政策的落实，是解决基层公立医院困境及根本上扭转中医院西化现象需要考虑的方向，也是从根本上解决中医改行多、中医人才匮乏、中医人才成熟慢痼疾的行之有效的办法。与此同时，中医治病优势的切实发挥，必然会扩大中医治病发挥作用的空间，为我国医疗事业发展及维持生命大健康理念突破局限性、解决困境带来生机和活力。

## 2. 中医应该得到切实保护

新中国成立以后，毛泽东等老一辈领导人对发展中医十分重视。中医院校及一批中医院相继成立，西医学习中医班的创办，便是具体体现。改革开放以后，振兴中医、实现中医现代化的呼声很高，但长久以来，中医遭受发展之困。世界进入 21 世纪，国家的影响力日益增强，中医振兴的国策不断涌现。习近平总书记强调说："中医药学凝聚着深邃的哲学智慧和中华民族几千年的健康养生理念及实践经验，是中国古代科学的瑰宝，也是打开中华文明宝库的钥匙。"2016 年 12 月，国务院发表《中国的中医药》白皮书，把中医药上升为国策，上升为国家战略。《中医药发展战略规划纲要（2016—2030 年）》提出："要推动中医药进校园、进社区、进乡村、进家庭，将中医药基础知识纳入中小学传统文化、生理卫生课程，提高全民健康意识。"2017 年 7 月 1 日，《中国中医药法》正式实施，将提高中医药地位，加大政策扶持力度。所有这些都为中医药的发展提供了良好的社会环境，这是值得欢欣的。

同时，我们应该正视中医面临的困境。1978 年邓小平指示："要为中医创造良好的发展与提高的物质条件。"中医的发展靠人才，而人才留用的前提，是一定的条件与环境。回顾一下中医发展历程，对中医学发展面临的困境的把握会有帮助。新中国成立后，中医界欣喜鼓舞，认为迎来了中医发展的春天，但实践操作层面与指导思想上还存在很大差距。改革开放在拥抱"科学的春天"背景下，振兴中医呼声很高，1977 年全国中医院校恢复招生，但中医院校第一届本科毕业生就面临分配难的尴尬局面。代表着西医的人民医院不愿接纳，中医院因发展规模的限制也不愿意接纳，有的县还没有中医院。地方上一些卫生行政主管部门对中医有不同程度的偏见，中医发展受局限，中医发挥作用的空间少，医疗市场化后更为严重。中医院与同级西医院相比规模小，在门诊人数及收入方面存在差距，有的差距还不是一般性的。这些现象对于学习中医和从事中医临床的医生来说，是个心理打击。

"医乃仁术"及"大医精诚"的职业道德及理想追求在市场经济大潮中受到冲击与影响，中医受到的冲击比西医要严重，这种状况至今没有改变。为此，中医院要突出中医主体性，国家需要考虑对于中医诊室及中医院要给予积极鼓励、扶持措施及奖励政策。中医政策的落实及统筹规划、系统化管理或者专门化管理都需要认真研究。只有这样做了，发展与振兴中医才算真正落到了实处，才体现出从事中医伟大之处。否则，即使国家卫健委下发文件把"中医作为治病首选"，如果缺乏有利于中医发展的具体措施的落实，中医西化及中医后继乏人的问题也难以从根本上得到解决。

### 3. 西医不能一条腿走路

新中国成立之初，毛泽东同志就指出西医院是一条腿走路，不学习运用中医，在中西医联合或配合上搞了宗派主义。由于占据庞大社会资源的西医院极少用中医，对于治疗不占优势的病情，也不能与中医协同。中医治疗优势不能得到发挥，对于患者来说是个损失，对于国家医学资源来说是一种浪费。前面谈到，我国医院发展方向应该整合两种医学资源，最大限度地用最有效、最合理的医学治疗方法和手段治病救人，最终目的是实现中西医并重和联合，最大限度地把中医与西医的优势"用起来"和"活起来"。中医安全可靠成熟性治疗方法与手段不能得到最大限度的运用，对于国人来说，不是"遗憾"二字能够表达尽意的。确立中西医治病首选原则，最大限度利用医学优势资源，是扎扎实实有益于民的事情。

## （四）强化中医管理

### 1. 加强对中医院系统性管理

中医院的发展以及解决中医院姓"中"的问题，有必要理顺中医院的管理体制。现在地方中医院存在着外行管理内行的现象，有的还相当严重。有的地方，企业改革及资本重组，由于利益把中医院也纳入其重组的范围。由于对中医认识上的偏见，政策落实不到位，中医院发展在西医为主体的医疗体系氛围中举步维艰，且又处于政府管理不力状态。在市场经济大潮中，政府对于中医院的投资及科学管理并不很到位。干涉的因素很多，比如派一个不懂医学的外行去管理等。

要想中医受到重视，中医人才受到保护与鼓励，就需要在中医阵地建设上下功夫。有的地方没有中医院，有中医院的地方在管理上存在问题及漏洞。中医院尤其地市县级中医院有必要纳入中医药管理局序列即纳入垂直系统管理，包括人、财、物。这样做有利于保证已纳入国家发展战略的中医院健康发展，保障中医院体现出中医特色并呈现发展生机。国人看病首选西医的多，除了认识差异及西医治病精准高效外，还与中医阵地建设不尽如人意相关。我们常说中医治病具有科学、成熟、安全、成本低、副作用少等特点，但中医院发展上还存在许多不足。

（1）中医院的急诊室及住院部，并没有很好地发挥中药、针灸等方法优势

许多仍采用西医的一套办法，这表现出对中医的不自信，不自信带来对中医治疗手段与方法的搁置。

（2）中医对于不同病种治疗的成熟性成果还不够系统和全面

无论是中药治疗还是采取针灸手段，虽有不少成熟的案例，但总结性成果还不够系统、不够完整。国医大师颜德馨教授认为，中医的问题出在自己身上，中医当自强，关键是要有系统性治疗病例，如大疾病的防治、危重疾病的抢救、疑难杂症的治疗等，要显示出中医特色治疗系统的高效性，令人信服。

（3）名中医少

求诊者看了中医，疗效不好，满意度自然就会下降。中医自古就有三等之分，即"经验之医""辨证论治之医""阴阳会通之医"。中医院的发

展，中医优势的发挥，需要一大批医术精湛的中医大夫。

（4）中药材质量

中医看病最主要的手段之一是开具中药，中药又有中成药及煎剂之分。如何保证所用中药的高质量，是中药治疗高效性的前提条件。在基层中医院，还存在中药材质量得不到保障的现象。

（5）中医院"西化"

这涉及行业管理、医改、医保政策等方面，是一个系统工程。

## 2. 中药管理

1987年，国家中医药管理局召开了一次专家论证会，强调指出药"医药结合，医药一家"。中医与中药是同一个理论体系的内容，中药从属于中医。医为药之理，药为医之用，中药在产、供、销各个领域有不同于其他领域的特殊性。为此，需要解决的主要问题是：一方面要改变中药材生产依附于农业产业的情形，将中药材生产直接纳入国民经济计划，单独编排，由国家中医药管理局负责组织实施，既有总体规划，又有实施步骤。另一方面要建立中药材若干品种的专业生产基地。在统筹计划中，中药材的种植、加工、销售应按照"药为医用"的特殊性，从严管理。

（1）中药材生产

改革开放后，土地承包给了农民，中药材计划经营品种全部放开，自主经营，中药材的种植面积及质量得不到保证，各行各业均可以插手中药流通经营。中药材从生产到流通自发倾向突出，中药生产经营无序化。按照中药事业自身的特点，应该尽快恢复有计划、有秩序的中药产业体系，尽快制定道地药材的种植，野生中药材资源的保护、开发和利用及其他中药材生产基地管理办法，以利于中药材有序的生产、资源的保护。

（2）以道地为基础的专业生产

道地生产就是中药材的优质生产，这种优质性表现在自然性上。大自然特殊的地理、气候、土壤、水分等是中药原料天然工厂不可缺少的环境条件。实行中药材的产业化管理，对于种植面积和药材产量的市场调控具有积极的推动作用。同时，也有利于中药材集中收购、统筹调度和市场供应，从而保证市场流通秩序的有序化和稳定性。实行以道地为基础的专业化生产，可以划定若干品种的野生道地药材资源区、人工种植区及零星品种产区，集中选择最优道地中药产区作为专业生产基地。

（3）恢复行业专营的主渠道

中药材实行主渠道的行业经营，才能保证"药为医用、医药结合"原则和精神的贯彻落实，也是较为理想、科学、有效的中药材经营模式。对于中药材实行行业专营、行业专管，体现的是中药材质量管理的重要性。从种植、开发、研制、推广及使用，这个责任应该落到中医药管理局。

**3. 中医学术与教育管理**

中医学术研究一定要注意借鉴新中国成立以来尤其改革开放后中医科学化、中医现代化、中西医结合上的经验教训，研究和把握中医发展自身的规律性。重点推广中医治病成熟性的方面，从而扩展中医的影响力。中医药管理局针对中医人才培养及教育方面存在的问题，有必要组织学者研究，制订切实可行的办法，以保证措施的落实。同时，担负起向决策者反映问题、提出建议及帮助制订方略的重任。

新中国成立之初，中央提出团结中西医的方针，以中医科学化为发展目标，倡导西学中，把发展中医的使命寄托在西医学术上，希望学习中医后，可能会出现"几个高明的理论家"来挖掘提高中医。改革开放后，中医界曾经有过几次影响较大的学术讨论和理论研究，肯定了中医应该按照中医内在的规律性走自身发展的道路。1978 年秋，中共中央下发 56 号文件，集中精力解决中医后继乏人的问题。时任全国人大常委会委员、著名中医岳美中曾对现实中存在的对中医政策贯彻不力的现象很是忧心，他曾对学生讲"你们年轻人无论如何要把中医学好，中医后继乏人的问题如若不能彻底解决，你们往后的责任可能比我们更重"。

20 世纪 90 年代，中央又提出"中西医并重"的卫生工作方针。但时至今日，在学术上仍存在中医西化，用西医的生理、病理观念和方法解释中医的藏象经络、病因病机，用西药化学成分、药理作用观念代替中药、方剂理论等现象，这种认知主导也误导着中医发展模式和发展方向，这是现代自然科学的认知，与中医生命宇宙观相距甚远，片面性与局限性很大。《关于中医生存与发展的战略思考》一文中谈到，中医不但不能"西化""不能丢"，而且必须振兴和发展，对于中医来说，这就是我们的大政治。卫生部老部长崔月犁在其主编的《中医沉思录》中强调："如果形形色色削弱中医的做法不改变，或在漂亮的口号下使中医很快地西化，那就重复了日本在明治维新以后消灭中医的悲剧。"进入21世纪，中医药发展思想纳入治国理政新理念、新规划中，中医又遇一个千载难逢的复兴机遇。

中医根基不厚，临床疗效自然不会让人很满意。面对中医的宝贵财富，食而不化，就会在临床上觉得无方可用，自感莫为，也很难形成对中医的热情与兴趣，渐渐淡忘了振兴中医责任意识。在校学生存在中医专业思想不牢固现象，毕业后青年中医改行多，中年中医成熟慢，这些都与没有学好中医，学习中医不会用、很少用有关。西学东渐以来，科学以及科学主义支配着国人的思维方式。与中国文化相融共生的中医学，融生物、自然、社会、心理的治病理念为一体，关注人体生命现象动态的内容，即物质的功能运动状态。其概念外延庞大，高度抽象，演绎推理性强，对其准确把握的难度大。

**张仲景在《伤寒论原序》中讲"天布五行，以运万类，人禀五常，以有五脏，经络府俞，阴阳会通，玄冥幽微，变化难极"**。意思是说，人不是简单的生物。人与天地相应，心身合一，成为一个整体。人的脏腑经络、气血阴阳相互关联。对于一般人来说，洞察病情、明辨病机是"难极"之事。学习好、运用好中医，就要求上知天文，下知地理，中晓人事，"近取诸身，远取诸物""通神明之德""类万物之情"，把人放在自然、社会、精神情志的大系统中，在"天人感应"理性思维中，把握病情本质及治疗大法。明代张景岳所讲知《易》之大易，"医者意也"之医，都是对中医人才的标准要求。对于任何知识和理论，更需要在实践中去领会和把握，才能更深刻、更全面。从认识论的角度看，感觉到了的东西，并不能深刻地理解它，只有深刻理解了的东西，才能更准确地把握它，而能做到深刻的理解，需要通过实践。如果我们临床对中医运用的少，对中医的真正把握就会越来越难、越来越远。

中医运用"道"的智慧归纳的系统状态模型，运用阳气、正气及气的升降出入等概念，秉持以药寒热之性纠体热寒盛衰之偏的理念，体现的是从宏观把握功能状态的健康之道，进而寻求治病之法，中医学的教育与研究从中能够吸取智慧。按照中医知识结构体系，强化中医特色教育模式和实践模式。国学中蕴含有丰富的"形而上之道"，认识中医需要掌握深厚的国学，中医教育需要深厚的文化熏陶。合格中医人才培养出现的困境，一定程度上，部分原因在于对中医教育与学术管理不是很到位，主要是管理的主体缺失，或者说管理主体的职权不明确，职权行使不到位，应该开展的工作没有做。

## （五）医学教育环境

在西学东渐的文明交融中，由于我国经历的二次民族危机，在教育工作中存在着重科技轻人文现象，现代科学（实证科学或现代自然科学）思维模式占了上风，长期存在着对科学、现代性、现代化的误读，对于国医直观思维方式及生命宇宙观存在不认同现象。国医面临的困境与挑战是全方位的，误区是多方面的。加强教育，提高认识，转换思维模式，是解决问题的前提。这是国医学教育的大环境，也是整个医学界教育的大环境。

### 1. 国学

长期接触现代科学，对中医学直观思维不易理解，先接受西医，就不容易接受中医。中医理论晦涩难懂，人们对此充满疑问。在理性科学充斥的氛围中，由于思维上断裂造成困惑，最根本的原因在于国学教育的缺失。中医学与中国传统文化相融共生，博大精深的中国文化是中医学的底蕴所在。中医学是对中国文化"道"的认知和传承，又是"艺"的具体体现。中医学发展史就是一部文化史，中国文化的儒、释、道、易学等对中医学的起源与发展具有深刻影响。学好中医，就要有坚实的国学文化基础。联想到笔者三十多年前学习中医的困惑，中学以学习理性科学为主，进入中医院校学习中医学理论，像一团雾水一般的感受，中医不如西医容易理解和接受，进入大学后，满脑子还是中学阶段接触到的现代科学的理性思维方式。国学文化的欠缺造成认识上的困惑和混乱，这与当时教育背景有关。**在恢复高考制度迎来"科学的春天"的理性氛围中，中医院校恢复招生，是振兴中医切切实实的举措。但后来实践证明，缺乏文化底蕴及重理轻文的教育，要深悟中医的"道"是困难的，学生学到的最多还是艺和技的东西。这些艺和技在以西医为主体的氛围中，出现思维上的困惑。学习中医表现出对中医的不自信，主要是对中医文化的不自信，而文化不自信，源于缺乏国学底蕴。学好中医，要克服中医专业不牢固的思想，还得从加强国学教育入手。**

普及国学教育是全民族的事情，是我国义务教育的重要内容。普及国学教育是我国文化建设的重大举措及重要内容。面对资本主义全球化带来的"普世价值""科技理性"等理念对世界文化的冲击，加强构建中国人文精神，普及国学文化迫在眉睫。对此，有人撰文指出，我们目前还没有与 21 世纪中国崛起相对应的文化结构（2016 年 12 月 4 日，戴锦华在"表述中国《人民文学》外文版跨文化传播的新视野"论坛上的讲话）。而构建中国文化结构及中国人文精神，学习和研究国学是最基本的方面，也是最基础的方面。有丰富文化底蕴，对中医学的了解和认识会更深刻、更全面。**没有国学文化做铺垫，在理性科技思维氛围中，学习中医会感到很晦涩，对所学专业产生厌倦情绪。中医基础理论教学课堂上，就曾有学生给讲课老师提问题，早在秦国焚书坑儒时期，为什么没有把中医书籍销毁完？而老师则指责学生专业思想不牢固。有的学生抱怨，考大学是走对了路，学习中医是进错了门。毕业以后，中医院校学生分配难，是因为社会上包括管理层**

轻视中医甚至对中医存在不同程度的偏见。这种情形，笔者感同身受，这是国学文化缺失造成的。

在传统与现代关系上，一直存在着失衡现象。在学生的知识结构中，西学知识超过了国学文化知识，并以此为骄傲。中西之间差距就是文化上的差异，要想让国人对中医认同，需要补上国学这一课。无论从学习中医的角度，还是站在文化主体建设的高度，都是必不可少的一环。学习国学，不仅有助于把握中医，也有助于对实证科学和现代西医学的理解。这不仅是一种境界和视野，也是一种思维方式的培养。国学中蕴含"道"的智慧，有丰富的人文精神，有深刻的辩证法、系统论理念，对于人体生命现象的把握，对于医学的认知及把握健康之道是启迪之源。

## 2. 哲学

哲学是认识世界的世界观和方法论。在人类历史上，人类对自然界、人类社会、人类意识及人自身生命现象的认识取得的巨大成就，无不是在哲学的指导下或者自觉不自觉地运用哲学的结果。**哲学是什么？对于"这样的宏阔问题给出一个人所公认的确切答案或明确定义是很不明智的，也是很危险的"**（胡军《哲学是什么?》一书，第3页，北京大学出版社，2016年9月）。**西方哲学家罗素答道：介于神学和科学之间的一片"无人之域"便是哲学，哲学的价值绝大部分应该在它的极不确定性之中去追求。他认为，没有哲学色彩，人的一生免不了束缚于种种偏见。对于这样的人，世界是固定的，一目了然的，普通的客体不会引起他的疑问，可能发生的未知事物会被他否定掉。但是"只要我们一开始采取哲学的态度，我们就会发觉，连最平常的事情也有问题，而我们能提供的答案又只能是极不完善的。哲学虽然对于所提出的疑问不能肯定告诉我们哪个答案对，但是却能拓展我们的思想境界，使我们摆脱掉习俗的控制。因此，哲学虽然对于例如'事物是什么'这个问题减轻了我们可以肯定的感觉，但是却大大增长了我们对于'事物可能是什么'这个问题的知识"**（见上书284、285页）。

20世纪50年代初，我国曾致力于发展原子弹事业，中央领导同志邀请著名的物理学家钱三强给大家讲述原子结构，即原子可以分为质子和中子，毛泽东插话询问质子由什么构成，钱三强回答质子不可分。毛泽东听后则说，根据哲学观点，物质都是可以再分的，质子也应该可分。几十年以后，有哲学头脑的毛泽东的预见变为了现实。从中我们可以认识到，哲学对于人类生活及科学研究的重要价值。哲学不像其他学科"以物观之"，以局部现象为研究和思考对象，哲学能使思考的心灵和宇宙合而为一。"宇宙便吾心，吾心便宇宙"。即哲学将自我从狭隘自私封闭的小圈子中走出来，达到与宇宙合而为一的境界。这是观察人生和社会的新视角，是智慧的集中体现。其实，哲学就是爱智，早在英文 philosophy 一词中体现出来，philo 是爱，sophy 是智慧。中国哲学家认同哲学就是境界之学，境界理论是哲学的核心，也是中国哲学特点。孟子云："万物皆备于我。"《庄子》曰："天地与我并生，万物于我为一。"我国哲学家金岳霖说，中国哲学家都是不同程度的苏格拉底式人物。并认为"道"是智慧，也是境界。哲学就是爱智慧，是对智慧的不懈追求，从一个无限的角度来观照我们有限的生活。

从哲学的角度看医学、看中医就自然得多，容易得多。中医学是华夏前辈运用哲学智慧，在与疾病做斗争的经验中总结出来的理论成果，中医学无处不闪烁着哲学的光芒。中医学认为人与自然界是一个统一体，人自身是个有机整体，这就是中国哲学"天人相应"观和整体恒动观。中医的"辨证论治"，体现着哲学关于从现象看本质、从局部看整体、从结果找原因等辩证法范畴的理念。中医阴阳学说是矛盾对立统一思想在医学上认识人体生命现象及疾病本质的运用。中医讲"医乃仁术""仁者寿"养生与健康理念等，都是中国哲学"仁爱"思想在中医学的体现。学好哲学，是把握中医学，也是科学把握西医学的一把金钥匙，其价值和意义，无论怎样估量都不为过。哲学中蕴含的宇宙观，是我们把握人体生命现象和诊治疾病的"道"，这就是中医的生命宇宙观。现代科学和西医学的机械形而上学"以物观之"，在认识上和实践中遇到很多困惑。**认识人体生命大健**

康现象及生活之道，改变科学取代医学现象，需要哲学"以道观之"的思维。一个身体健康的人，在精细化程度越来越高的 B 超、CT、MRI、DSA 及各种化验面前，都会存在"不健康"的体征；另一方面，按照世界卫生组织大健康理念，全球性亚健康在威胁人类，哲学的思维有助于对科学真知和医学价值观的科学把握。

### 3. 中医药知识

普及中医药学知识，在我国 2016—2030 年《中医药发展战略规划纲要》中已有明确要求。这是普及国民健康、保健、预防和治疗疾病知识，提高国民身体素质的需要，是对认知和传承中国文化有意义的事情。这样做，国人不仅懂得养生、保健、治病、防病之术、之艺，更懂得与治国相同的"体"与"道"。潜移默化中，对中医"道"的核心理念增强把握度。对中医"道"的教育，重点体现在中医阴阳属性、对立统一概念、五行生克关系、以药之性纠体之偏、治病必求于本等理念的智慧及科学真知方面，这是一种教育，也是一种思维方式的培养。

### 4. 道法自然理念

**其一，"治未病"思想。**

医学界普遍认为，世界上疾病有的得了能治好，如感冒、拉肚子等。有的得了不易治好，如大部分非传染性的代谢性疾病。有的是人体机能随年龄增长导致的疾病如白内障、骨关节退化、老年痴呆等。有的疾病，医学束手无策，如对于大多数癌症等。现在病人进入医院有一个误区，认为找最好的医生和用最好的药，就可以治愈疾病。

医学治疗疾病如同社会治理一样具有相统的道理，就是强调防范胜于救灾。现在我国医院规模不断扩大，医生人数逐年增加，而病人却越来越多，医院的扩张速度赶不上病人的增长速度。2010 年，我国慢性病卫生费用占卫生费用的总比重为 70%，这些病大多数是可以通过生活方式调节避免的。中国中医科学院广安门医院花宝金教授指出，解决 14 亿人的健康问题，绝不能靠打针吃药，而要靠预防为主。例如，借鉴大多数发达国家的做法，将"医疗保险"向健康保险转变，通过全民健康保险实现大健康目标，这是健康理念的一大提升。**健康重点在预防措施上，养生预防是未雨绸缪，我们的健康取决于自己。**对于国家层面来说，医改政策要有所调整，强调预防胜于治疗，大力宣传和倡导无病先预防理念。在社会实践中加强对环境的整治，解决生活中存在的健康隐患。从个人层面来讲，最好的药物是营养，最好的医院是厨房，最好的医生是自己。"未病先防，已病防深，慢病防残，病愈防复"。

"**候之所始，道之所生**"是"**上工治未病**"理念。高明的中医可以"司外揣内"，不通过仪器检测，就可以窥视人体内部疾病。中医在疾病初期就可发现它，还能提前消除疾病。辨证论治之医、阴阳会通之医能从脉象、舌苔、头发、皮肤、手掌纹路、指甲颜色等身体表面的细微变化诊断出体内疾病，它源于自然万象规律。美国气象学家爱德华·罗伦兹提出过著名的"蝴蝶效应"理论，简单地说，就是一只蝴蝶在巴西轻拍翅膀，可以导致一个月后美国的得克萨斯州的一场龙卷风。生活中有常识，一看见蚂蚁搬家，就说天要下雨了。人的心脏出现了问题表现在耳朵上，中医望到人耳垂上有"冠脉沟"，就基本断定人有冠心病。耳朵上的冠脉沟就是冠心病在身体表面的反应，这源于中医"有诸内，必行诸外"的生命宇宙观。世界万象的联系是如此的神奇微妙，他们相互影响，互为表里，这是玄学还是科学？

"**上工治未病**"还体现在"**正气存内，邪不可干**""**邪之所凑，其气必虚**"。**高明的医生并非仅仅擅长治病，还要有防病养生之道。**这就要求医生要成为就医者生活上的老师，引导求诊者要有健康的生活理念、生活方式、养生之道。《素问·四气调神大论》云："是故圣人不治已病治未病，不治已乱治未乱，此之谓也。夫病已成而后药之，乱已成而后治之，譬犹渴而穿井，斗而铸锥，不亦晚乎？"上医诊病与明君治国具有一样的宇宙观与方法论，"治未病"理念源于对社会生活的体验，是长期生活经验施于生命健康的结果，是中华民族居安思危、忧患意识在医学领域的反映，也是生命宇宙观和治病方法论的表现形式。治未病理论的传承弘扬、治未病事业的繁荣发展是中医文明薪火相传的重要体现，也为国家医学发展模式、发展方向、医改政策及实现健康目标提供智慧源泉。

**其二，疾病与健康的关系。**

疾病与健康是一对矛盾，从达尔文进化论角度看，生物进化全过程伴随着疾病。不管医学如何快速发展，想要实现只有健康没有疾病的状态是完全不可能的，这也正是疾病和健康混沌共存医学观的基础。在维持机体自然混沌状态的同时，要重新认识医学和生命的本质、健康与疾病关系的概念，还有医学干预的价值度需要我们重新进行审视。**一个美国医生来中国讲学，他看了中国同行的许多病案，发觉不是中国病人多，而是医生治疗了许多不需要治疗的疾病。有病人的原因，也有医生的原因。美国医生说了一句话，"不是所有的病都要去医院"，这是一个常识。美国医生认为哪些病不需要进医院呢？看看他们的建议：**

**骨刺**。这是骨科最常见的疾病，属于人体的退行性疾病，常见于人体骨关节处，是人体骨骼的一种保护性反应增生。广州中医药大学骨伤科医院骨伤三科主任医师张文财介绍，骨刺即骨质增生，是人体的一种自我保护，也不是引起疼痛的主要原因，而且大多数骨刺并不用治疗，要治的话就只能治引起骨刺的原发病——骨性关节炎，比如进行减肥，选择合适的运动方式等。

**慢性浅表性胃炎**。就是消化不良，很多人都会罹患，是可以自愈的一种疾病。据调查显示，慢性浅表性胃炎的检出率达80%～90%。在医院，如果你因胃部不舒服而接受胃镜检查，几乎都会得到这么一个最轻级别的诊断：慢性浅表性胃炎。临床医师很难见到"胃、十二指肠未见异常"的正常胃镜报告。南方医科大学南方医院消化科副主任医师白杨介绍，事实上，胃镜报告中的很多慢性浅表性胃炎，只是功能性消化不良或非溃疡性消化不良，并不是胃黏膜真的有了慢性炎症，完全不需要治疗。如果饭后出现饱胀、消化不良时，吃点多酶片、多种益生菌即可缓解，并不需要担心。

**甲状腺结节**。随着 B 超技术的进步和检查的普及，许多直径低于 1cm 的甲状腺结节也都可以被发现。中华医学会内分泌学分会前任主任委员滕卫平介绍，之所以很多人都有甲状腺结节，主要是因为 B 超技术的进步，连 3mm 的结节都可以看到。事实上，1cm 以下的"甲状腺结节"完全不必担心，也不需要做进一步检查。绝大多数是良性的，更不会变成"甲状腺癌"。大多数甲状腺癌是"惰性肿瘤"，即"它很懒，不爱转移，也不爱进展"。如果结节大小在 1~4cm，才需要定期做检查。

**心脏早搏**。心脏早搏许多人都有，特别见于年轻人。在心电图检测中，发现早搏很正常，药物、浓茶、精神因素、睡眠不好都会引起心脏早搏。事实上，心脏早搏本身不是病，多是心脏其他问题的伴随症状。吉林大学第四医院心内科副主任潘洪涛提醒，如果早搏是体检出来的，患者没有任何感觉，也不影响日常生活，这种情况不用治。即使要治，最好的治疗不是用药，而是应积极化解、疏导患者的焦虑情绪。建议这些人平时少喝浓茶、咖啡等饮品，正常作息、少熬夜。而如果心脏早搏症状明显，影响了日常生活，可以在医生的指导下用抗心律失常药对症治疗即可。

**痔疮**。十人九痔，意思是说该病很普遍，没有引起出血的严重痔疮一般不需要治疗。山东省中医院肛肠科主任白克运介绍，取荆芥、防风、苦参等药材煮水，再倒到一个能装 5000~6000mL 水的大盆里熏洗患处就可以了。熏洗能有效减轻和消除患者的症状，尤其是炎性血栓性外痔。一般每天 1~2 次，每次熏洗 15~20 分钟就行。

**鼻炎**。许多鼻炎和环境刺激有关，是一种变态反应性疾病，也很难治疗断根。上海瑞金医院五官科主任蔡昌枰介绍用盐水洗鼻时把面部扎进一盆温热的淡盐水中，用鼻子吸水清洗或用洗鼻器。盐水洗鼻时盐水的浓度最好是生理盐水的浓度（也就是 0.9%），因为浓度过高，对鼻腔会有损伤，过低则不起作用。盐水温度最好跟体温差不多，也就是 36~39℃。

**关节疼痛**。最常见的是膝关节疼痛、肩关节疼痛、肘关节疼痛，这是很常见的劳损性疾病。江苏省人民医院中医针灸科副主任医师田青乐介绍，可以用电吹风吹患处，类似于中医"灸"的作用，即通过热刺激来治疗、缓解疼痛。

**慢性咽炎**。慢性咽炎更多的是一种心理性疾病。很多人会感觉喉部不适，而病理学并没有改变，可以喝一些中药茶饮料治疗。天津市公安医院中医科主任刘鸿介绍，金银花、鱼腥草、野菊花、胖大海均为清热解毒之药，胖大海能清肺利咽化痰，日常可用4粒泡水。金银花清热解毒治慢性咽炎，泡水代茶饮的常用量为15g。

**单纯性肝囊肿**。这是一种没有任何主观症状，无意间被B超检查到影像学改变的疾病。浙江金华文荣医院外科主任施福田介绍，肝囊肿临床最常见的是单纯性肝囊肿，主要是先天性肝内胆管或淋巴管发育异常造成的，是肝脏良性的病变。由于囊肿生长缓慢，大多数人无任何明显症状。一般小于5cm的肝囊肿，不需做任何治疗，但有必要定期（每隔6个月或12个月）到医院做B超复查。若大于5cm，应该到医院接受治疗。

**子宫肌瘤**。"子宫肌瘤"这个词实在太容易让人联想到癌症了，其实，此"瘤"非彼"瘤"，子宫肿瘤的瘤多数是良性的，子宫肌瘤也是妇科体检报告的"常客"。有些小肌瘤不但没有任何症状，甚至连妇科检查也难以察觉，偶尔做B超才发现。武汉大学人民医院妇产科主任医师洪莉介绍，如果肌瘤比较小，患者无明显症状，而且查过肌瘤无恶变征象，只要定期随诊观察即可。但是如果单个子宫肌瘤直径超过5cm，属于比较严重的情况，可以考虑手术。

**宫颈糜烂**。第一次听到"宫颈糜烂"这个词，脑中会出现"宫颈开始慢慢溃烂、发臭，进而波及整个子宫"的可怕画面。在国际上，"宫颈糜烂"这个名词已经被取消，我国妇产科教材也取消了这个称谓。它的真身是"宫颈柱状上皮异位"，属于正常的生理现象。北京协和医院妇产科主任谭先杰介绍，"宫颈糜烂"是女性的一种正常生理改变，并不能称之为病，大部分"宫颈糜烂"的女性只是受激素水平的影响出现上皮异位，待激素水平稳定后所谓"糜烂"情况就会得到改善。许多女性被忽悠，通过所谓"物理治疗"处理宫颈糜烂、宫颈炎，弄不好还会引起无谓的感染。

**乳腺增生**。乳腺增生很常见，它和乳腺癌不是一个疾病。乳腺癌从发现肿块起就和乳腺增生不一样，乳腺增生超过三年没有改变，就不需要关注。一个体检下来，10个女性中8个有"乳腺增生问题"。在医学上，有些乳腺增生属于正常的生理现象。最典型的莫过于经期引起的乳腺增生，女性月经前乳房会特别不舒服，感觉胀胀的，还有点痛，但生理期过了胀痛就渐渐消失。心情郁闷，精神压力比较大，同样也会引起短期的乳腺增生。郑州大学第三附属医院乳腺科主任医师贾国丛介绍，乳腺增生其实是一种良性病变，无特别的治疗方法，极少数会发展为乳腺癌，注意定期复查即可。另外，只要每天保持良好心态，少吃含激素较高的食品，坚持适量运动就能缓解乳腺增生。

**盆腔积液**。是一种表现，不是一种疾病，是影像学对盆腔内液体的一种描述，特别是月经期或者月经刚结束时积液可能增多。"盆腔积液"听起来非常可怕，其实人体的盆腔、腹腔并不是干巴巴的一块"土地"，腹膜、大网膜、肠管等都会分泌一些液体，这些液体通常起到润滑和保护盆腹腔器官和组织的作用。中国医科大学附属第一医院妇科主任张颐介绍，几乎每个女性都会有不同程度的盆腔积液，一般女性都在3cm以下。3cm以下可以视为正常范围，如果没有其他不舒服的症状，是不需要治疗的。"那如果稍微多于3cm呢？"如果是排卵期、月经期或者月经刚结束的时候，积液可能会略有增多，但如果没有其他任何异常，即使稍微多于3cm也不必大惊小怪。

**湿疹**。得了"湿疹"又痒又疼，湿疹是一种由多种内外因素引起的"皮肤过敏"反应。首都儿科研究所附属儿童医院主任医师刘晓雁介绍，抹润肤霜治疗遵循三原则：足量、多次、按摩。在用量上，针对皮肤干燥，患有特异性皮炎的孩子，要使用超过平时润肤的用量，抹上厚厚的一层，因为量大才能起到作用，一般一周就要用250g。除了量多，还得每天反复多次，不厌其烦地涂抹，加固保湿力度。一般而言，一天抹上 4~6 次才算正常。除了用对量，还得学会涂法。正确的涂抹手法是，手掌、手指形成一个扇形面，轻轻地把药膏推开，轻轻地揉，按摩，让润肤霜吸收得更均匀。同时，揉搓还能起到一个止痒、按摩皮肤的作用。

**耳鸣**。绝大部分是原发性的，几乎没有有效治疗方法。山东省泰安市中医院耳鼻喉科副主任医师亓俊平介绍，经常性的耳鸣会令人心烦意乱，难以入眠。最简单有效治疗耳鸣的方法就是，在晚上洗脚的时候加点白醋，就可以帮助你缓解耳鸣。具体方法：睡前用热水加白醋沐足，每天 1 次，每次 30 分钟为宜，水温在 38~42℃ 为好，把双脚伸进盆中，双脚来回搓洗，不断按摩双足底的涌泉穴，直至感到穴位酸胀为止。

**偏头痛**。大多数是神经性疼痛，可以食补进行治疗。北京友谊医院营养师顾中一介绍，近年来医学界注意到，镁离子可能在偏头痛发作机制中扮演重要角色，尤其是对偏头痛的患者进行检测后发现，他们普遍存在着低镁现象，推荐经常偏头痛的患者多吃点蔬菜、小米、荞面、豆类、香蕉、坚果及海产品等，可减少偏头痛的发作，特别推荐紫菜干，因为紫菜里含有大量的镁元素，有镁元素宝库之称，而镁对偏头痛有预防作用。

**灰指甲和脚气**。是人群中广泛传播的一种真菌性疾病。中国中医科学院西苑医院皮肤科主任姚春海介绍，灰指甲学名甲癣，为皮肤真菌感染所致，陈醋和大蒜均有抗真菌作用，故配到一起可用于灰指甲的治疗。取老陈醋 250g，大蒜 250g，将大蒜捣碎放入瓶中，瓶子以能伸进手为宜，倒入陈醋，浸泡一天即成。将患有灰指甲的手用蒜醋浸泡，每晚 1 次，浸泡 15~20 分钟，浸泡过程中，蒜醋液必须浸过病甲，每次浸泡时间不可过长，坚持 3 个月左右即可治愈。

这些病症的举例，其意义在于说明疾病与健康的关系及对疾病概念的认识，如果把先进精密的仪器设备作为生命健康的裁决者，很容易走入误区。中国工程院院士樊代明指出，医学不只是科学，二者之间不能画等号。现代仪器设备不是医学独有的，只是被医学利用的工具而已，这些工具对西医的诊断具有帮助作用或辅助作用，但不能起决定性作用。

其三，医学回归自然。

**西医鼻祖希波克拉底早就说过，人体自身具有战胜疾病的能力。**西医学走入误区，完全人工化、科技化，偏离了自然方向和人文属性。医学的破坏性治疗，给人体带来的伤害最主要、最明显的，在于对机体自然力修复机能的破坏。正因为如此，西方国家对于抗生素的使用非常严格，且不主张首先使用抗生素治疗，如对感冒、发烧之类常见病、多发病都是如此。医学治疗疾病，为了人的健康，必须在合理前提下进行人工干预，将干预控制在合理的、可控制的范围内。无论人工智能如何发展和完善，终究不能取代天然自然。医学要学会以"混沌"理念认识与治疗疾病，更要遵循机体自然属性，去探索治愈疾病和维护健康的方法和技术，让西医学回归其本真的混沌状态。

**有时很难对医学治疗价值进行评估。**美国经济学家布顿·韦斯布罗德表示，人体生理系统本身具有适应力，因此有时不需要医生干预就能自行修复。人体机能具备抵抗疾病侵袭的神秘自愈力或自然力，只是人们不知道或不能肯定这种修复是否是医疗干预的结果。例如，安慰剂的临床应用，就是一种典型的唤醒机体自愈力的有效手段。治愈疾病是通过自然力实现的，而自然力是通过生命力产生出来的。所以医生的治疗就是帮助治愈的自然力。自然力是疾病的医生，许多疾病无须临床医生的干预，自然力常常可治愈疾病。如发热就是获得治愈力最好方法之一。医生要善于与自然力合作，做到应该治就治，不该治不治，可治可不治时不治。而且要懂得调整治疗方向，如改变饮食习惯，调整生活方式，建立积极心理情绪等，以此提高生命健康质量。

**医学对自然力关注度不够。**在医疗干预时，对机体自然力的损害与治疗作用之间的利弊关系考量不够。比如，癌症化疗中的治疗作用与自然力消耗的评估问题，对转移癌化疗是否比未接受化疗的患者存活时间更长呢？种种证据提示，很多药物并无延长生命的效果。医学在治疗疾病与保护人类自然力之间要保持平衡，限制医疗干预范围，改变强制性、攻击性医疗观念。倡导医疗干预与自然力结合、机体与疾病共存的理念，积极扶植人体天然防御系统及其自我修复能力。

**医学遭受之困**。2017 年 1 月 13 日，樊代明院士在接受《经济参考报》采访时讲：**西医学发展之路，有些走偏了，离"科学"越来越近，离"病人"越来越远，医学研究越来越纠结于微观，离整体越来越远。尽管一个又一个医学模式不断登场，循证医学不够，转化医学登场，转化医学不够，精准医学登场……但都未解决问题，因为他们都只是从一个角度在局部或末端发力。**西医学遇到了难以逾越的发展问题。如人类 4000 多种常见病，90% 以上无药可治；感冒能治好吗？不治也能好；7000 多种罕见病，99% 以上无药可治；恶性肿瘤已占人类 1/4 死因，很大一部分治了不如不治。

人体生命现象的本质及其健康源于道法自然、顺应天性，医学需要从人工自然向生态自然转变。单纯用生物医学模式，在实验室通过动物试验研究化学药物，用于治疗人体疾病，实践证明效果并不满意，长久用药对人体健康还有破坏性。为了应对西药治病的困境，近些年西医重视从植物上提取药用成分治疗疾病，并取得了一定成效。前面谈到屠呦呦从中药中提取了青蒿素，这件事本身的真正价值和意义在于植物药更能本质地接近人体生命现象并能有效治疗疾病。北京中医药大学东直门医院院长王耀献教授讲，药补不如食补，食补不如神补。人类对付疾病，按照中医思维理念，就是天人合一（顺应四时、法于阴阳、规避毒气），饮食有节（结构合理、定时适量、温热适宜），起居有常（科学睡眠、劳逸结合、生活规律），运动适度（积极运动、因人而异、持之以恒），情绪管理（平和心态、良好情绪、远离陋习）。正如《黄帝内经》所言："上古之人，其知道者，法于阴阳，和于术数，食饮有节，起居有常，不妄劳作，故能形与神俱，而尽终其天年，度百岁乃去。""夫上古圣人之教下也，皆谓之虚邪贼风，避之有时，恬淡虚无，真气从之，精神内守，病安从来？"

**西方自然医学派提出了自己的观点：疾病的最佳治疗方法常常是不予治疗。**2004年《英国医学杂志》提出了一份"患者指南"，认为在最常见的60种疾病中的最佳治疗是不予治疗。比如，以前列腺切除术来治疗前列腺癌弊大于利，以手术治疗腰背痛不是最佳方法，以乳腺切除术治疗乳腺癌不比保守治疗存活时间长。指南还明确指出，以切除扁桃体的方法来治疗咽喉痛或耳部反复感染不可取，另外，有很多疾病常常会随年龄增长而自然消失，如小儿增殖体切除是一种过度干预行为，因为小儿增殖体会随着年龄增长而自然消失，这些不予治疗的方法本身就是利用自然力克服疾病。

现代医学理论研究与临床上存在很多困惑与受质疑现象，源于现代医学实验还在路上，这是不成熟性体现。**医学需要反思，而我们自己则更需要反省自己，自己的身体健康不能完全由科学仪器来裁定，最有资格评判自己健康和病情的还是我们自己。现在国人的健康，有的都是自己折腾自己，这种现象的存在源于我们对医学和生命健康的片面认识。**笔者竭尽所能向读者传授思考和选择的能力，正如耶鲁大学原校长理查德·莱文所讲，教育的目的是学习一种思维方式。人类生命健康及医学发展方向，需要转换的宇宙观和方法论，需要从更广更深的层次、境界、范畴上去理解与把握。

**其四，最好的医生是自己。**

人体正常免疫机制具有抗击疾病的自然力，因而有人讲，自然力是疾病的医生。人体出现不适症状，直接和真实感受的是患者自己。对于正常人来说，产生疾病的根源也是自己最清楚。一个人怎么处世，生命现象就会怎么去表现。人体生病，是你的生活出现了问题。休息不足、饮食上的不安全不合理、思虑过度、锻炼身体少等都会成为致病之因。不良的生活方式改变了，疾病就会少发生。改变对医生和医院过于依赖的理念，合理选择战胜疾病的医疗模式，就有了理性的自觉。由于每个人的身体状态及所处环境，都与他人存在差异性，因而，人与自然环境、社会环境相处的协调平衡状态主要还要靠自身寻求与把握。一句话，人的健康还是要靠自己。**医生的作用本质上就是引导病人向最好的状态发展，医生与患者共同努力的方向，就是调整身体不和谐与不平衡臻于和谐平衡状态，真正把病治好的还是我们自己。这与西医鼻祖希波拉底所讲"是人体自身战胜了疾病"的观点相一致。**

### 5. 科学的真知

前面谈到，在我们日常生活的认知中，科学是好的东西，具有正面价值评判标准。科学是什么，要给出一个明确的答案是困难的，正如罗素所讲很难给哲学一个确切的定义一样。熟知并非真知，我们所熟知的科学内涵是自然科学。科学的传统在中国与古希腊早已有之，那就是博物学及自然哲学。到了近代，西方求真的自然哲学以形式逻辑和数理实验为基础发展成为求力意志的自然科学，博物学被边缘化。长久以来，把自然科学作为科学认知的标准。**在中国，求真科学传统不把追求知识的确定性作为目标，看问题都是中性的，没有具体的分门别类的分科，没有形成如形式逻辑和数理实验等学科，没有经过如恩格斯所言形而上学机械论的阶段，以求力意志为特征的现代自然科学没有在中国产生。我们经历过刻骨铭心的民族危机，近现代国人对以牛顿力学为代表的自然科学促进生产力、提升军力国力的价值作用认可度高。长久以来，把现代科学还原论认作是科学的。还原论是什么？把复杂性还原成简单性，宏观还原成微观，质还原为量，整体还原为局部，功能属性还原为结构形态，机械性取代人文属性，化学性取代自然性，一切都是机械的、客观的。一切成为纯数学形式的存在，重视数学化的量，轻视有差异性的质。一切讲清晰性、规范性、标准性、实验性、普适性，等等。看问题此是彼非，清清楚楚，明明白白，按照西方思维要么"Yes"要么"No"。**

还原论在一定条件下是科学的，但不具有普适性。希腊哲学家亚里士多德早就指出，整体大于部分之和，对于简单性的东西，对于一定的物质，还原论是科学的。但由于世界上的事物及现象大部分具有复杂性，并不是简单的直线性及存在一一对应关系，因而还原论的使用范围是有限的，还原论科学合理的普适性只适用于一定场合。**按照韩启德先生的观点，还原论部分是靠运气取得的成功。医学追求精准性，但离精准越来越远**（韩启德语），**源于医学局部结构形态取代整体功能状态。医学离科学越来越近，却离病人越来越远**（樊代明语），**源于医学诊疗完全技术化，一切都是数学的、化学的、机械的、客观的，这对生命体的把握，其存在的缺陷是明显的。我们追求知识的确定性，科学就是确定性的知识体系。牛顿力学之后发现了量子，西方科学家才认识到，世界上还有很多不确定性的东西。我们追求清晰性，但世界上大量存在模糊性的事物和现象，这就有了模糊数学的产生。**以前认为，实证科学是科学，现在西方学者提出，直观、直觉也是一种智慧，也是认识世界的正确途径。与国学相容共生的国医蕴含的由博返约、亦此亦彼、自然合理、阴中有阳、阳中有阴等直观认知愈来愈被认为更科学。现代科学及西医学，应该从中吸取智慧。

长久以来，我们的思维方式由于所受教育等原因，实证科学在我们大脑中居于支配地位，且已固化为我们的认识思维方式，这导致对科学误读，也是对中医学误读的根本所在。**有人生疑，为什么中医的科学性及真理性要用西医学和现代科学来印证？笔者认为，那是因为中医的科学性没有和不易普遍为人们所接受和认同，而现代自然科学则是正面评判事物价值的尺度且又普遍被认可的概念，所以实证科学（现代自然科学）成为评判医学价值的标准。**中医现代化、中医科学化、中西医结合中出现的中医西化现象都是这种思维模式主导的结果。比如讲中药的有效成分，将西医学及生物学对中药化学成分的科学鉴定作为参考依据。原卫生部部长崔月犁之子张晓彤讲，中草药是以药性之偏纠正人体之偏，药物的四气五味、寒热温凉、升降浮沉来调整人体的不平衡，而不是用它的化学成分。现在讲中药化学成分，荒谬到什么程度呢？人参叶子所含的人参皂苷比人参还多，那以后生病吃叶子，就别吃人参了，人参叶子能有人参的功效吗？所以说，以中药的有效成分来认识中药进而把握中医，这仅仅是抓住了中医"末"的东西，与对中医科学性之"体"与"本"的认知相距甚远。

食物分温性之物和寒性之物，经常食用某些食物，不同体质的人会有不同的感受，源于温性之物及寒性之物分别对应于寒、热体质才有益于健康，仅凭食物的化学成分及药理作用认识其营养价值及维持健康是不够的。中医理论研究及认识上，存在着以实证科学"形而下之器"解释与证实中医"形而上之道"现象，中药化学成分及药理作用的现代研究在影响着对中药材功能的认识，进而影响以至支配着对中医学的认识。"科学"头脑对中医"以药之性纠体阴阳盛衰之偏"之"道"的认识，存在很多误区。现代科学研究中药人参有抗肿瘤、降血糖等药理作用，鹿茸具有性激素样作用及强心、保肝、降血脂作用，三七有降低血压、增强脑血管流量、抗肿瘤的药理作用。地龙具有平喘、抗肿瘤、降血压功能，牛黄有利胆、保肝、降血脂作用，珍珠对肺癌细胞具有显著抑制的药理作用。仅凭中药材化学成分及药理作用治疗西医病名及康复保健，是片面的，甚至是有害的，这源于人参、鹿茸、三七等是温性之物，适应于阳虚及寒性体质，而地龙、牛黄、珍珠等是寒性之物，适应于阳盛及热性体质。生活上就存在依据化学成分、药理作用，盲目运用中药养生保健出现很大问题的现象。从这个角度就容易理解，以中药温热寒凉之性纠人体阴阳盛衰之偏的真知性和仅凭化学成分及药理作用治病保健之弊。

中医讲，"人身有形，不离阴阳"，"阴阳者，天地之道也"，且"物一理也"。除了食品和药物，茶叶也是具有同样的机理。茶叶的化学成分主要有茶多酚、生物碱、氨基酸、矿物质等，茶叶具有降血脂、抗肿瘤、增强免疫力等药理作用，这是现代实证科学认知的层次。茶叶有不同的分类标准，但最基本的还是体现在寒温二性上。不同体质的人及不同的季节、不同的地域饮茶各有其科学之"道"，如体寒之人及在潮湿地区、寒冷季节适宜饮用温性茶如红茶、熟普洱、大红袍之类以温里，热性体质及处于干燥气候、温热地带适宜饮用凉性茶如绿茶、白茶之类以降热。如果仅仅停留在化学成分及药理作用的现代科学的认知层面，显然不如把茶叶区分为寒热之性更适宜于维持生命健康。认识中药之性（寒热温凉）进而把握中医阴阳五行之"道"及治疗大法，需要转换现代科学研究的科学价值观和方法论。对生命健康之道及关于纠正人体不协调不平衡状态臻于"阴平阳秘"的治病之道，不能局限于化学成分和药理作用研究的实证科学层面，这是中医"形而上之道"与现代科学的西医"形而下之器"认知境界上的差异。

对科学真知的把握，必须要克服固有思维模式。要得到科学的真知，需要我们不要囿于固有的科学定义，正如不能束缚于固有的信条一样，要有独立的思考，从中国传统文化中吸取营养。如"凡物必有合"（董仲舒语），"究天人之际，通古今之变"（司马迁语）等，这会有助于对科学真知的把握。对中医科学性的认知，还需要在"道"的方面下功夫。认知健康还要遵天规，循地道，合自然，固本能。

## （六）医学教育

### 1. 教育理念

中医教学中，应突出以学生为主体，以教师为主导，以提高学生自学能力为宗旨，变"要我学"为"我要学"，这与古代"授人以鱼，不如授之以渔"的理念相一致。中国传统书院一直就有"有教无类，因材施教"的教育传统。中国传统书院的教育理念表现在，一是个性化的教育理念取代标准化、规范化和批量化的教育模式；二是"不愤不启，不悱不发"的启发式教育。充分发挥每个学生的特长，充分培养学生的主动性和自觉性。如果对方没有学习意愿，就是再启发也无用，那叫对牛弹琴。对牛弹琴不是牛的问题，而是弹琴者有问题，准确地说，是牛在弹琴。长久以来，中国式教学存在着灌输式、教条式和机械式教育现象，这与人文教育精神相违背，也与我国传统书院"为人之道""为学之方"的教育理念相背离。在我国教育体系所设置的学科分类中，文理工农医是五大类，而医学分为中医与西医，中西医二者相加在我国学科建设中占有相当大的比重。谈起我国教育存在的问题，我国著名科学家钱学森对此有自己独到的见解。他认为我国教育应试及应用意识太浓，影响了创新型人才的培养。我国教育界采纳了钱老的一些想法，在其母校开办的钱学森试验班中，改进教育方法。钱学森实验班把开发人的智力作为培养学生的主要目标，这与中国传统书院的人文精神相一致。

## 2. 本科之学，专科之术

改革开放以后，中医教育也迎来了"科学的春天"。几十年中医教育，其结果依然是中医人才缺乏。江西中医药大学党委书记刘洪宁在《"双惟"教育模式与中医药人才培养》一文中谈到，长期以来，中医药人才培养上存在诸多困扰。事实上，在中医药界，一直说院校培养不出合格中医（见《人民论坛》2016年12期上，34页）。在要培养满意型医学人才，更为重要的是学生的知识结构要合理，知识要丰富深厚。中国传统文化提倡的"由博返约""厚积薄发"理念也是这个道理。吴国盛在《科学是什么?》一书中谈到，作为高等教育机构的大学，既没有出现在学术繁荣的古代希腊，也没有出现在文教昌盛的中国，而是出现在中世纪的欧洲，这件历史事实本身就应该引发我们的思考。中国的大学尽管是向西方学习的结果，但仍然深受本土文化的影响，形成了与西方大学不同的办学思路。许多时候，我们只看到大学功能性的一面，比如培养人才、生产和传播科学知识、推动技术进步，而没有看到它作为自由学术的制度保障这一根本的方面（见书中115、116页）。11世纪开始，欧洲大翻译运动及随之而来的学术复兴使许多城市开办了各种各样的学馆，日益高涨的学习热情及教学规模的扩大，学馆发展成为由教师和学生组建的具有法律意义的自治联合会，到了13世纪，形成了大学的自治组织。早期的大学有四种学院：艺学院、神学院、法学院、医学院，大学把主要传播自由之艺的艺学院作为基础。自由之艺包括两大方面：一是语文三艺，即语法、修辞和逻辑，二是数学四艺，即算术、几何、音乐和天文，合称"自由七艺"。自由七艺源自希腊学术，也是西方大学人文教育的基础，逻辑学和自然哲学是医学的预备学科，把自由之艺作为大学学习的基础，这是中世纪大学对于古希腊的罗马文化的继承。神学、法学、医学三个专业学院并不是从在职人员中招生，而是从艺学院中招收学员，今天欧美发达国家的大学继承了这一传统。自由之艺的语文三艺、数学四艺作为大学最早学习的基础。在此基础上，再分门别类地学习神学、法学、医学、工学等专业。艺学院作为本科学院，然后才有专业学院，而且二者是紧密联系在一起的。本科学院是基础性教育，也是基本素质教育，然后才有专业人才的培养。今天，哈佛大学的医学院、管理学院、法学院等都定位于专业学院。他们的生源都是文理学院的毕业生，文理学院相当于中世纪大学的艺学院。

艺学院是大学的基础性学院，也是大学的基本办学模式。与此相对照，今天我们办的大学则是另外一种情形。我国著名的教育家蔡元培先生对此提出过自己的看法，他提出了本科的概念，主张继承欧洲大学"艺学院"传统。他在《我在北京大学的经历》中说："我那个时候有一个理想，以为文、理两科是农、工、医、药、法、商等应用科学的基础，而这些应用科学的研究时期，仍然要归到文、理两科来。所以文、理两科，必须设各种的研究所，而此两科的教员和毕业生必有若干人是终身在研究所工作，兼任教员。所以完全的大学，当然各科并设，有相互关联的便利。若无此能力，则不妨有一大学专办文、理两科，而其他应用学科，可办专科的高等学校，如德、法等国的成例，以表示学与术的区别。因为北大的校舍与经费，绝没有兼办各种应用科学的可能，所以想把法律分出去，而编为本科大学，然而没有达到目的。"（《蔡元培全集》第6卷，中华书局1988年版，352页）。蔡元培校长想表达的意思是，文、理两科是大学的基本之科，他力图把北大办成真正的本科即文、理两科，这与欧洲大学艺学院以讲授自由之艺为基的理念相一致。他清楚地把学与术、本科与专科区分开来。我们今天所办的大学对文、理两科即自由之艺基础教育的重要性认识不够。

医学的对象是人，人既有生物属性、心理特征，也有复杂的社会人文属性，表现在现代科学和人文两个方面。医学教育包括中西医都要重视这两方面的属性，这是医学开展的坚实基础。医学教育基础不牢，或者说是教育知识结构不合理，是医学教育上的缺陷。**中国文化"厚积薄发"的人文精神，对于我们反思医学教育很有启发。我们说大学生综合素质不高，创新能力差，适应社会的能力不够等，并且把这些缺陷归结为我国教育上存在着应试教育的灌输方法上，而忽视了基础性知识教育结构上存在的问题，我国办的工学院、农学院、医学院校都存在基础性教育上的薄弱环节。医学教育缺少文化熏陶，这是教育上的缺陷。今天，我们热衷于把学院升格为大学，并没有重视文理两科基础性知识教育。实际上，大学本科内涵是基础性知识传授。中医院校培养不出大家满意或者合格的中医，这里有客观原因，也有主观因素。有学生存在的问题，也有院校教育存在的问题，但院校教育存在的问题是主要的，是矛盾的主要方面。参考欧洲大学教育传统及蔡元培先生关于学与术、本科与专科区分的理念，我国医学院校需要强化基础性学科教育。基于人体生命现象的复杂性及认知上的困难，医学教育加强对于"道"和科学真知的传授，是培养合格医学人才应该注重的理念。**

### 3. 开拓型人才

医学是研究人体系统治疗并预防疾病和促进人类健康的科学体系。中医学是世界上保存最完整、应用最广泛的传统医学，有独特理论内涵及长久经验，是以整体性、系统性为特征的过程医学。西医以机械形而上学为哲学基础，以还原论为方法，把整体作为部分相加。反思西医学，催生了医学的综合性动态研究。当代西医的发展，"正在突破西医传统的解剖分析性的研究方法，对人体疾病的认识，进入既有分析又有综合，既看到局部又看到整体、群体以至生物圈的新水平……传统的形而上学思维方式的广泛影响，仍然要有很长时期才能克服"（元文玮《医学辩证法》，224、225页，人民出版社1982年出版）。

现代科学催生的系统论、工程控制论及复杂性科学是方法论转换的结果。方法论的转换，源于科学家自觉和自发地以辩证法为指导。系统论的创始人、复杂性科学先驱贝塔朗菲说："我们被迫在一切知识领域运用整体或系统概念来处理复杂性问题。"（林康义、魏宏森等译，《一般系统论基础发展应用》，第2页，清华大学出版社1987年出版）。贝塔朗菲说：亚里士多德的"整体大于它的各部分总和"的观念，至今仍然是基本的系统问题的一种表述。科技发展的新时代，需要新的人才。新的人才要有复杂性科学的新视野，以系统论为方法论，提升创造性认识和解决复杂问题的能力和智慧。

创新是民族发展的灵魂，尽快提高人们的智能，以适应时代发展的需要，是迫在眉睫的历史重任。2005年3月和7月，我国伟大科学家钱学森先后同涂元季、温家宝谈话时讲，最重要的是要有创新思想的人才。中国没有一所大学能够按照培养科学技术发明创造人才的模式去办学，没有自己独特的创新的东西，这是中国当前的一个很大的问题。笔者认为，这同样也适用医学教育。人类进入21世纪，复杂性成为现代社会的根本特征。"面对复杂时代的动态变化与不确定性，人类探索了应对复杂性的理论与方法、知识与技术。但应对时代复杂性最重要的方法，还是人的转换与提升，最重要的出路是人的创新思维与创新能力的培养，而这又直接关系到培养创新人才的大学办学模式本身的创新"（赵光武《哲学来自非哲学》，424、425页）。

从医学发展方向上来看，一是要加大中西医两种资源的整合及共享度，强调协同攻关与交流合作；二是医学教育属于精英教育和综合教育。在我国目前投入不足情况下，加强中医院校与综合性知名大学的联合，实现资源共享及协作，是必要的。创新型人才在理论研究中，应该有深厚的哲学人文基础，能站在科学发展前沿，把握科学发展新动向，有创新意识及开拓精神等。实现医学认识上的跨越与理论研究上的突破，需要一大批大智大德创新人才，并坚持不懈为之努力。在新世纪，科学与哲学将更加相互交融，相辅而行。头脑不能僵化、机械、教条，别人说过的才说，没说过的就不敢说，这样培养不出顶尖人才。医学开拓性人才培养，理论研究及学术发展向着健康、有生命力的方向发展，还需要在医学教育结构上下功夫。

"人类文明发展史表明，任何一个大发展的时代，都需要根本性的创新，都需要发展模式的结构性变革与创新，需要进行哲学范式的元创新。在大变革的时代，一个国家或民族如果能在价值观念、思维方式、理论体系、技术模式等方面实现元创新，并从哲学的高度上凝结为新价值范式、思维范式、理论范式、技术范式等，就必然会创造出一种新的文明类型"（邹吉忠《大成智慧与元创：探寻破解钱学森问题之道》，载《哲学动态》2010 年 4 期）。如果只是注重知识积累、灌输与传承，而轻视知识运用、启迪与创新，注重对权威和知识的尊重而轻视质疑性，注重方法的运用而轻视思想灵魂的把握，即注重"技"和"艺"而轻视"道"，这是我们思维模式上的缺陷，是方法论的扭曲在实践操作中存在的问题。医学教育的创新，是时代的重任。

## （七）国医特色教育

### 1. 学前教育存在专业思想不牢固的因素

中医院校招生来源是高中生，我国教育高中阶段已出现文、理二科，这种分科过早对于高等教育是不利的，对于中医教育尤为不利。西医院校招收的高中生是理科生，高中阶段的分科对于学习西医似乎影响并不大，但对于真正把握人体生命现象及其疾病本质还存在弊端，中医院校招生，无论是理科或文科高中生都存在缺陷。中医院校的学生不仅要学习中医，还要学习西医几乎所有基础性课程，如生理学、病理学、西药药理学、解剖学、生物学、西医内科学、西医诊断学等课程，这需要高中阶段数理化生等基础性的理科知识。同时，还需要与中医学根系一源、相融共生的文史哲知识等。

中医的文化背景不仅是《黄帝内经》，还有《道德经》《易经》等内容丰富的儒释道文化。学习理科后，进入中医院校学习中医的阴阳、五行理念，如果缺乏中国文化及哲学底蕴，学习与把握中医的道、体及本，应该说是很困难的事情。生命的特征不是各部分、各层次的简单相加，整体性不是还原论能做到的。生命以整体结构的存在即运动的物质而存在，更以整体功能的密切配合即物质的运动状态而存在，这是医学需要把握的特征。

中医院校的学生学前教育如果是理科实证科学的思维模式，没有中国文化、中国哲学基础性学科的学习，学习中医就会疑惑丛生。现代中医教育培养中医的困难，首先是在基础性知识结构的教育上，中医不精的根源在于对中医"道"的把握存在困难，且又极易受实证科学的影响，出现思维上的混乱。西医对中医认知上的困难，根源也在这里。说中医教育培养不出合格中医，应该从教育根源上寻找。中医院校无论招理科或文科高中生，都不利于把握中医。西医突破局限性、解决困惑，也应该加强学习中国文化尤其中国哲学，否则，把握健康与疾病的本质也会存在局限性。以西医解释中医、证实中医、改造中医的所谓中医科学化、中医现代化等西化现象，也是由于对中医之"道"认知偏差所致。

**2. 国医教育特色**

新中国成立初的一段时期，大办西学中班，希望以西医来促进和提高中医，结果却是以西医来解释、融化中医。由于缺少中国传统文化之根，中医之"本"在学生的脑海中便成了无舵之舟。**全国高等中医教育搞了60多年，社会上中医后继乏人、后继乏术的呼声喊了60多年。中医界及社会上认知的是，中医成熟慢，青年中医改行多，在校学生专业思想不牢固。2001年8月10日，《现代教育报》以"中医院校还能培养出合格的中医**

吗?"为专栏标题发表了一组文章。其中,焦树德、邓铁涛两位中医专家、老前辈发表的《几十年来没有培养出真正的中医》一文,对中医院校培养中医人才的现状,可以说是忧心忡忡。

1996 年,北京中医药大学应届毕业生自发组织的调查报告(刊载于北京中医药大学《校报》1996 年 1 月 25 日第 3 版,题目是《1996 年我们走向何方》)。92.9% 的学生认为,与西医院校的学生相比自己不具有优势;98% 的学生认为,自己在人才市场上的竞争力较弱或一般;82.8% 的学生是第一志愿报考北京中医药大学的,而通过几年的学习却有许多学生对当初选择的正确性表示怀疑;72.7% 的学生认为,在毕业前夕还需要补充西医类知识;51.5% 的学生认为,如果按目前的情况发展下去,中医学前景不容乐观;有 26.3% 的学生对中医药的前景,抱有一种无所谓的态度。学习中医不能从根本上理解和把握中医,源于缺乏"道"的思想和智慧。中医不通、西医不精成为对中医本科院校学生教育的写照。中医的兴衰存亡,首先在于教育。我们讲人才培养,百年大计。培养合格中医人才,首先要有合格的大学平台,这是学术自由的制度保障,是中医教育提升的关键。韩国庆熙大学汉医学部预科教育课程中首先设置了中国文学、医学史和东方哲学课程,是颇有见地的,也是值得我们深思的。

自古以来,医分三等。即"经验之医""辨证论治之医""阴阳会通之医"。明代张景岳所谓的知《易》之大医、"医者意也"之医,以及"不为良相,即为良医"之医,就是我们所说的"阴阳会通之医"。为社会培养一大批"辨证论治之医"和"阴阳会通之医",中医教育包括硕士、博士教育,重视和加强中国文化"道"为主的哲学教育是必不可少的一环。

(1)中医学与现代科学认知文化、范畴、层次、境界不同

现代自然科学高扬科学理性大旗,理性自然科学已固化为人们的思维模式,这种思维模式把中医学看作不科学。作为自然科学或现代科学缩影的西医成为人们接受度高的医学,在情理之中,这是科学主义造成的。在

我国社会教育及文化建设中存在偏差现象，为人们学习中医、认可中医增加了难度。这是文化上的缺失，教育的缺失。

（2）在医疗实践中，中医平台少

以西医为主体，学习中医在这样的环境中存在着思维上的模糊、混乱，出现了思维上的断裂。中医特色空间及优势发挥作用有限，中医在社会上影响力不够，无形中也影响到中医教育。

（3）中西医结合、中医现代化理解上的偏差和实践造成的困境

1840年，西方文化冲击中国文化，中医学面临严峻困惑。新中国成立后，以中西医结合、中医科学化、中医现代化为名，用西医的观点与标准对中医进行验证、解释、改造，这是中医西医化、西医消解中医的严重性表现。这是一个时代的困惑，这种困惑进一步模糊了对中医学的认识，这种困惑至今还在影响着我国中医教育和医疗实践。

（4）中医生命宇宙观之复杂性

中医是一门复杂性科学，源于人体生命现象的复杂性。认识人体生命现象如人的健康与疾病并非是线性的、直接的、一对一的、清晰明确的关系。人们对生命现象的把握不仅着眼于微观，还必须有宏观的视野，即生命小宇宙理念。不仅看局部，更要看人体自身的整体性及人与自然一体性。不仅要把握疾病结构形态，更要把握生活功能状态。不仅要有量的清晰性、准确性和确定性，还要把握质的模糊性、不确定性及过程性。著名科学家钱学森讲，如果中医的一些问题弄清楚了，将会给人类带来一场新技术革命。

中医教育面临的环境及自身存在着的问题是中医教育面对的现状。如果说中医教育面临的环境的改变不是一朝一夕之功，那么中医教育自身改革是能够认真研究、慎重决策并尽快付诸实践的。这就是要正视中医教育特色，认真借鉴欧洲大学艺学院和专业学院传统经验，研究蔡元培先生本科之学、专科之术的理念。把中医教育之"道"的教育，即基础性教育抓到实处，抓紧抓好，应该是中医教育特色努力的方向。联系到我国中医院

校教育办学经验与教训，应该充分考虑中医教育之特色，研究中医特色教育的特殊性。近些年，清华大学西医学实验班学制 8 年（3＋2＋3），完成学业后获得医学博士学位。1～3 年级，在清华大学学习基础课程，并安排临床医学见习等实践；4～5 年级，符合条件的所有学生均公派至海外一流医学院进行科研训练；6～8 年级，学生回国后在顶尖综合性医院学习临床医学课程，并进行全面轮转实习。2017 年，西医学实验班首届毕业生共 13人，全部获得临床医学博士学位，进入北京协和医院、清华长庚医院等医院就职（见 2018 年 5 月 20 日《北京晨报》第 A03 版）。合格中医人才的培养，中医的本科教育、研究生教育，需要从中吸取经验。本科之学、专科之术，值得我们深入探讨。

### 3. 毕业后的困惑

（1）学习中医分配难导致青年中医改行多

说到中医大学生分配难，这里有一个参照物，即与西医院校毕业生相比，中医院校学生分配难的程度就显现出来。从恢复高考制度迎来科学的春天，77 级毕业生分配就面临困难，这直接造成了青年中医改行多现象。中医改行一是从事西医，学习中医者成了西医的实践者，二是中医改行不再干医学了。一方面是迫于就业上的无奈，另一方面在于没有深刻把握中医的"道"，失去了对中医的兴趣与热情，就淡漠了传承和发展中医的责任担当意识。

（2）临床阵地西化导致名中医缺乏

我国教育存在的重理轻文、重现代轻传统现象培养形成的"科学"头脑，已经给学习中医带来"不科学"的压抑，患者与医生的思维均处于理性科学的氛围中，中医容易受到干扰而西化，患者也是一样的认知。医院被推向市场化，中医院尤其基层中医院的生存就存在困难，由于中药及相关收费低，体现不出中医的技术含量，这就是中医院不愿坚守中医的缘由。有人说市场经济中，学习中医的伟大体现在奉献精神及"医乃仁术"的理想追求上。

### 4. 国医教育的综合性

中医教育是一个综合性教育。学习中医,既要掌握理科实证科学知识,又要掌握哲学人文精神文化,与学习西医需要掌握理性科学知识的要求相比,困难程度大,因而有人说中医教育培养的是复合型人才。久已流传的良医良相理念,意蕴要求良医有较高的职业道德理想,具有较高的智慧,有处理复杂系统的能力。中医具有自然科学的属性,也有哲学、人文的属性,集科学与人文于一体。中医的整体性、精神性、功能性等特征,都需要大智慧来把握,大智慧需要把握中医"道"的根本。系统工程论、复杂性科学、模糊数学、超越现代性的后现代哲学人文理念等视野,有助于对生命现象及中医生命宇宙观认知。人体生命现象的复杂性不仅体现在其自然属性,也在于其人文属性。医学包括中西医教育的精英性都是很突出的,英文中 Doctor 既代表医生,又代表博士,从一个侧面反映医生受教育程度之高,中西医莫不如此。

## (八)以"良医良相"理念选用医学事业领导干部

充分利用我国中西医优势资源,践行大健康理念和目标,就要真正落实中西医并重和联合。中医振兴与发展,是历史的重任。中医走向未来,走向国际化是历史发展的大趋势。新时代中国国际影响力的增强,中医迎来大发展的良好机遇。

针对我国现有医学资源及发展现状,创造出适应中国发展实际又符合时代特征的我国医学发展模式,是一个发展战略层面的问题,是个全局性的问题,是个系统工程。不仅涉及方法论的转换,更牵扯到生命宇宙观的教育,这就需要有创新型思维及创新型管理水平的医学事业管理人才。统领我国医学发展全局,医学卫生健康事业领导干部是关键。古人云"学之大者,国之重器"。选拔和任用医学管理人才,要符合"良医良相"理念。**领导干部要有高尚的道德情操,有崇高的理想追求,有深厚的哲学人文造诣,达到对文化、医学主体性认同之境界。这类人不仅有哲学头脑和文化**

底蕴，更有当代思维和管理智慧。他们是文化主体建设的实践者，又是价值观的引领者。我国医学卫生健康事业的发展及中医的传承和振兴，构建与创新我国医学特色发展模式向着健康、科学、自然合理的方向上发展，需要一大批这样的领导者，这是时代的呼唤和发展的必然要求。

# 寄　语

新中国成立，"旧中国"时遭受发展之困的中医界迎来了中医发展的春天。改革开放尤其是 1982 年全国中医衡阳工作会议以后，振兴中医呼声很高，源于医学界认为中医迎来了大发展的又一个春天。回顾中医发展过程，步履维艰。1983 年，中医泰斗邓铁涛等专家学者，出于传承与发展中医的责任担当意识，向中央上书成立中医药管理机构，这就是 1986 年成立的国家中医药管理局。1990 年，有人提出"抓大放小"，建议把 1956 年、1958 年先后成立的中医院校合并到西医院校中去，石家庄中医学院、新疆中医学院率先并入当地西医院校至今没有改变，其他各地因为中医界的抗争没有实现。国务院机构改革中，有人提出撤销中医药管理局，中医界以邓铁涛、方药中、焦树德等为代表的"八老上书"最终保留了中医药管理局机构。步履蹒跚的老中医责任担当意识的抗争，表现出传承与发展中医之艰难局面。

需要关注的问题：①科学认识上的误区，带来对中医科学性的误读，认为中医不科学。②需要加强对中医院的系统性管理，拓展中医发展空间。注重中医阵地建设，中医院要姓"中"。③占据庞大社会资源的西医不能一条腿走路，不同病情确定中西医优势首选治疗原则，充分发挥中医优势资源。④充分认识生命健康的复杂性、医学教育的精英性，中西医学需要加强文化根本精神"道"及科学真知的教育。⑤关注中医学生分配难、青年中医改行多、中医西化现象，中华文化瑰宝普遍用起来，从而改变名中医少和中医成熟慢的局面。⑥研究"医疗是市场最失灵的领域"之特点，探讨公立医院的去市场化。⑦大健康理念与目标的实现，探索医改政策坚持医疗保险和健康保险并重方针。⑧中医振兴和医学事业的健康发展，需要有深厚文化之道和科学真知思维的管理者，这是医学治理体系和治理能力现代化提升的关键。以"良医良相"理念，选用医学事业领导干部，是新时代中国特色社会主义医学发展的必然要求。

习近平新时代中国特色社会主义思想蕴含的中医思想及发展理念，是中医大发展及医学健康发展的力量源泉，为 21 世纪中医振兴及创新我国特色医学发展模式带来春风。笔者写作此书，并非仅仅为学术而学术，其宗旨是呐喊。西医"活起来"，中医"用起来"，落实党的十九大提出的"坚持中西医并重"的国策。我们不能仅仅把中医被列入非物质文化遗产进行保护及在博物馆里放几本《黄帝内经》《伤寒论》之类的典籍，向世人展示中医文明博大精深、源远流长的生命力，而是有望在我国医学教育和医疗实践中，改变中医及医疗发展之困。充分发挥中西医优势资源在我国医疗、康健及养老事业中的价值与作用，编者之花臻于有实之果。

编委会